Günther Storch Verlag

Ingrid Weng / Günther Storch

Texte im Alltag

Materialien für die teilhabe-orientierte Therapie schwererer und mittelschwerer Aphasien sowie für mentales Training

gSV

Günther Storch Verlag
Stockach

Bibliografische Information Der Deutschen Bibliothek
Die Deutsche Bibliothek verzeichnet diese Publikation in der Deutschen Nationalbibliografie; detaillierte bibliografische Daten sind im Internet über http://dnb.ddb.de abrufbar.

Layout und Herstellung: Günther Storch, Stockach
Einband: DesignConnection, Stockach
Druck: Agentur & Druckservice Braun, Philippsburg
Printed in Germany

ISBN 978-3-934361-25-6

Inhaltsverzeichnis

Liste der Texte

Kapitel	Texte
1 Kalenderzeit	**T1** Tagesplan 1 – **T2** Tagesplan 2 – **T3** Wochenkalender – **T4** Monatskalender – **T5** Terminvereinbarung – **T6** Quiz „Wann war das?“
2 Wetter	**T7** Wettervorhersage 1 – **T8** Wettervorhersage 2
3 Einkaufen	**T9** Prospekt Obst u. Gemüse 1 – **T10** Prospekt Obst u. Gemüse 2 – **T11** Quittung – **T12** Flyer Geschäftseröffnung – **T13** Prospekt Biowein
4 Kochen	**T14** Rezept Frikadellen – **T15** Rezept Obstsalat
5 Haushalt	**T16** Ausgabenheft – **T17** Bedienfeld Waschmaschine – **T18** Etikett Brennspiritus – **T19** INFO-Text Schimmel in der Wohnung
6 Wohnen	**T20** Abrechnung Stadtwerke – **T21** Wohnungsgesuche – **T22** Immobilien-Anzeigen
7 Garten	**T23** Ratgeber Blumenblüte – **T24** Packungsaufschrift Rasendünger – **T25** Ratgeber Rosenpflege
8 Gesundheit	**T26** Praxisschilder – **T27** INFO-Text Körpergewicht
9 Gut aussehen	**T28** Preisliste Friseur – **T29** Modeprospekt
10 Feste und Anlässe	**T30** Einladung 60. Geburtstag – **T31** Einladung Goldene Hochzeit – **T32** Familienanzeigen Zeitung – **T33** Einladung Hochzeit – **T34** Danksagung Hochzeit – **T35** Prospekt Geschenke
11 Öffentliche Verkehrsmittel	**T36** Fahrkarte – **T37** Fahrplan – **T38** Zugauskunft Internet – **T39** Zuganzeige Bahnsteig – **T40** Display Fahrkartenautomat – **T41** Schiffsfahrplan
12 Gastronomie	**T42** Speisekarte Eiscafé – **T43** Speisekarte Restaurant – **T44** Gasthausschilder – **T45** Etikett Bierflasche
13 Auf Spazierwegen	**T46** Hinweisschild am See – **T47** Hinweisschild unterwegs – **T48** Hinweisschild Parkanlage – **T49** Hinweisschild Spielplatz
14 Post und Bank	**T50** Briefumschlag – **T51** Aufschrift Briefkasten – **T52** Posttarife – **T53** Überweisungsformular – **T54** Kontoauszug – **T55** Display Geldautomat
15 Auto und Verkehr	**T56** Technische Daten Pkw – **T57, T58, T59, T60** Hinweisschilder Straßenverkehr 1 bis 4 – **T61** Anzeige Zapfsäule + Preistafel Sprit – **T62** Statistik Spritpreise
16 Reisen	**T63** Angebot Ferienhotels – **T64** Ansichtskarte – **T65** Hotelangebot Internet
17 Büro	**T66** Quittung – **T67** INFO-Text Mehrwertsteuer – **T68** Prospekt Büroartikel – **T69** Rechnung Büroartikel – **T70** Ratgeber Das gesunde Büro
18 Arbeitswelt	**T71** Stellengesuche – **T72** INFO-Text Ausbildung Krankenschwester – **T73** Stellenanzeigen
19 Medien	**T74** Auszug Fernsehprogramm – **T75** Zeitungsartikel – **T76** Zeitungsartikel Sport

Zielgruppe

Patienten mit schwereren oder mittelschweren Aphasien – Patienten mit Störungen der Alltagskompetenz – Patienten mit alltagsrelevanten allgemein-mentalen Defiziten.

Warum beinhalten diese Therapiematerialien Alltagstexte?

Texte* begegnen uns im Alltag auf Schritt und Tritt. Ein wichtiger Bereich der Alltagskompetenz, über die ein Sprachteilhaber verfügt, besteht in der Fähigkeit, Texte zu verstehen und daraus – falls erforderlich – die notwendigen Schlussfolgerungen für sein Handeln zu ziehen. Der adäquate Umgang mit Texten im Alltag ist somit ein wichtiges Ziel einer teilhabeorientierten Aphasietherapie. Ein Beispiel:

> Ehepaar Ludwig will ein paar Tage verreisen. Während er in einem *Reisekatalog* ein Hotel sucht, bucht sie auf der *Internetseite der Bahn* einen Zug; sie druckt dann die *Fahrkarten* und die *Reiseinformationen* aus. Er hat inzwischen mit einem Hotel ein *Telefonat* geführt und ein Zimmer gebucht; nach 10 Minuten faxt das Hotel die *Buchungsbestätigung* durch ... Reisebeginn: Auf dem Bahnhof schaut er auf dem *Fahrplan* nach, auf welchem Bahnsteig der Zug abfährt. Auf dem Bahnsteig sehen sie auf der *Anzeige*, dass der Zug 15 Minuten Verspätung hat. Zum Glück achten sie auf die *Lautsprecherdurchsage* und erfahren so, dass der verspätete Zug auf einem anderen Bahnsteig abfährt. Sie begeben sich dorthin.

Die meisten Texte, die uns im Alltag begegnen, sind sog. Gebrauchstexte, d. h. Texte, die alltagsrelevante Informationen enthalten. Während ein *Witz*, ein *Roman* oder eine *Fußballtabelle* das Alltagshandeln nur selten direkt beeinflussen dürften, benötigt man *Praxisschilder, Fahrpläne, Werbeprospekte* oder *Fernsehprogramme*, weil man an den Informationen, die man ihnen entnimmt, sein Handeln ausrichtet.

Wie gehen wir mit Texten im Alltag um?

> Herr Müller ist auf dem Bahnhof und will wissen, auf welchem Gleis sein Zug abfährt. Er sucht auf dem *Fahrplan* die Abfahrtzeit seines Zuges und findet dort das Gleis. Direkt danach begibt er sich zu dem entsprechenden Bahnsteig.

Das Beispiel zeigt, wie Texten im Alltag oft Informationen entnommen werden:

- Der Leser nähert sich einem Text mit einer bestimmten Verstehensabsicht.
- Entsprechend der Verstehensabsicht setzt er einen bestimmten Lesestil ein – hier: Er sucht in dem Text gezielt nach einer bestimmten Information und entnimmt diese, ohne auf andere Informationen des Textes zu achten.
- Damit das so problemlos gelingt, benötigt er ein Wissen über den formalen Aufbau, die Art der zu erwartenden Informationen, über die Funktion des Textes sowie über Situationen, in denen er einen bestimmten Text erwarten kann. Ohne dieses Textsortenwissen würde es ihm nicht gelingen, sich in dem Text (hier: Fahrplan) so problemlos zurechtzufinden und sein Verstehensziel so schnell zu erreichen.

---

* Wir verwenden hier den Begriff 'Text' im linguistisch-fachsprachlichen Sinn. Wir verstehen unter einem Text ein abgeschlossenes sprachlich-kommunikatives Ereignis, das eine bestimmte Funktion hat. Im Folgenden beschränken wir uns – wie auch in vorliegenden Therapiematerialien – auf Texte im Medium der geschriebenen Sprache.

- Schließlich setzt Herr Müller die entnommene Information in Handeln um und begibt sich auf den entsprechenden Bahnsteig.

Damit sind bereits die zentralen Elemente und Aspekte des Verstehensprozesses genannt:
- Wir verfügen über ein *Textsortenwissen*, das es uns ermöglicht, uns einem Text adäquat zu nähern. Wir kennen die wichtigsten formalen, inhaltlichen und funktionalen Merkmale der meisten Texte, die uns im Alltag begegnen, und können deshalb meist sehr schnell erkennen, um was für einen Text es sich handelt.
- Oft bestimmt die Textsorte den *Lesestil*, d. h. die Art und Weise, wie wir einem Text Informationen entnehmen. Einen Fahrplan lesen wir in der Regel sehr selektiv; wenn wir ein neues Rezept ausprobieren, lesen wir hingegen sehr detailliert; den politischen Texten in der Zeitung wollen wir in der Regel global die Hauptinformationen entnehmen, also *Wer? Wo? Wann? Warum?* ...
- Die Art der Informationsentnahme hängt aber ebenfalls von der *Verstehensabsicht* ab: Wenn wir ein Rezept lesen, um einen Einkaufszettel zu schreiben, entnehmen wir andere Informationen als später, wenn wir das Gericht kochen. Und wenn jemand einen Fahrplan Korrektur liest, so setzt er eine andere Lesestrategie ein als Herr Müller in dem Beispiel oben.
- Ein Text ist „verstanden", d. h. der Prozess der Informationsentnahme wird beendet, wenn das Verstehensziel erreicht ist. So gesehen, ist Verstehen durchaus etwas Subjektives.
- Dem Erreichen des Verstehensziels folgt in vielen Fällen eine weitere Aktivität: die Durchführung einer Handlung – hier: Herr Müller begibt sich auf den Bahnsteig. Als Konsequenz kann man auch eine Handlung unterlassen – dann z. B., wenn die Preise in einem Prospekt zu hoch sind und man deshalb ein gewünschtes Produkt nicht kauft.

Welche Probleme haben Aphasiker beim Umgang mit Alltagstexten?

Menschen mit schwereren und mittelschweren Aphasien haben nicht nur Probleme mit längeren, sprachlich schwierigeren Texten, sondern auch mit sprachlich einfacheren Alltagstexten, bei denen kaum komplexe Satzstrukturen auftreten und vieles durch Einzelwörter und Wortgruppen ausgedrückt wird (Werbeanzeige, Überweisungsformular, Arztschild, Verkehrsschild ...). Hier stehen nicht sprachliche Probleme im Vordergrund (zumal die Texte oft auch illustriert sind). Vielmehr beeinträchtigen die begleitenden neuropsychologischen Defizite in starkem Maße die textsortenspezifische Informationsentnahme, bedingt durch eine defizitäre Koordination von Textsortenwissen und Aufmerksamkeitssteuerung. Für die Betroffenen ist es aufgrund von Störungen der Reizselektion und -inhibition schwierig zu entscheiden, welche Informationen in der aktuellen Situation wichtig sind und welche nicht. Ferner überblicken sie den Text oft nicht und wissen deshalb nicht, wo sie die wichtigen Informationen finden können. So ist es beispielsweise für Aphasiker schwierig, in einem Katalog oder Telefonbuch die gesuchten Informationen zu lokalisieren.
Da mit Alltagstexten oft Tätigkeiten koordiniert sowie Handlungen vorbereitet und durchgeführt werden (vgl. oben), muss der Umgang damit im Rahmen der gesamten Handlungsplanung betrachtet werden. Alltagstexte stehen nicht isoliert, sondern die aus ihnen entnommenen Informationen sind in ein ganzes Handlungsnetz eingebunden. So führen Informationen in einem Katalog zu Preisvergleich, Kaufentscheidung, Bestellung und Bezahlvorgang. Ein Kochrezept führt zu einer Entscheidungsfindung (was gekocht wird), Vorratsüberprüfung, Ausfüllen des Einkaufzettels, Einkauf und letztendlich zum Kochen selbst. In diese Handlungskette sind mehrere Alltagstexte verwoben. Für den

Aphasiker ist es schwierig, den gesamten Handlungsablauf im Arbeitsgedächtnis aktiv zu halten, dem Text Informationen zu entnehmen, diese ständig mit der gesamten Handlungsplanung abzugleichen und – falls erforderlich – die erforderliche Handlung durchzuführen. Diese Anforderungen dürften für Aphasiker in der Regel zu komplex sein.

Therapieziele für den Umgang mit Alltagstexten in der Aphasietherapie

Mittels vorliegender Therapiematerialien soll die Alltagskompetenz der Patienten verbessert werden, d. h. die Materialien sollen einen Beitrag zum Therapieziel „Teilhabe" leisten. Im Einzelnen können bei der Arbeit mit den Texten für aphasische Patienten folgende Therapieziele verfolgt werden:

- Verbesserung der Koordination von Textsortenwissen und Aufmerksamkeitssteuerung bei der Verarbeitung von Alltagstexten – Hinführung der Betroffenen zum Erkennen der wichtigen Textinformationen, d. h. zu einem jeweils adäquaten Lesestil – Steuerung der selektiven Textentnahme.
- Förderung der alltagsrelevanten Fähigkeit, symbolische Ordnungssysteme in Texten und in der Realität miteinander in Beziehung zu setzen, z. B. Preisangaben in einem Text und Geld in der Realität (bezahlen). Uhr- und Kalenderzeit (Zeitplanung), Gewicht (wiegen), Geld (bezahlen) usw.
- Weiterverarbeitung der dem Text entnommenen Informationen: Sortieren, Vergleichen, Entscheidungen treffen, Planen, Rechnen.
- Verbesserung der Informationsentnahme aus authentischen Quellen, z. B. Zeitung, Zeitschrift – (Wieder-)Erlangung einer elementaren Kompetenz im Umgang mit neuen Medien (Internet).

Methodische Grundsätze zur Arbeit mit Alltagstexten in der Therapie

Aus dem Bisherigen lassen sich einige wichtige Grundsätze ableiten, wie man in der Therapie mit Alltagstexten arbeiten bzw. nicht arbeiten sollte:

- Bei der Auswahl eines Textes sollten bezüglich der Stimulusdichte stets die kognitiven Fähigkeiten des Patienten berücksichtigt werden, damit dieser nicht überfordert wird.
- Alltagstexte werden **nicht Wort für Wort gelesen**, sondern es geht darum, ihnen die wichtigen Informationen zu entnehmen – entsprechend der Textsorte bzw. einer Verstehensabsicht. Es sind keine Texte, anhand derer in erster Linie Grammatik und Wortschatz erarbeitet werden.
- Die Erstbegegnung mit einem Alltagstext erfolgt möglichst natürlich, d. h.: *Wo gibt es solch einen Text? An wen richtet er sich? Wofür braucht man ihn?* usw. Dabei geht es darum, das Textsortenwissen zu aktivieren. „Natürlich" bedeutet auch, dass der Patient einen solchen Text grundsätzlich **still liest** und **auf keinen Fall laut vorliest** (zumal dies das Verstehen erschwert. Es wird Verstehen geübt, nicht Sprechen!).
- Die Phase des Verstehens ist beendet, wenn die wichtigen Informationen erschlossen sind bzw. ein Verstehensziel erreicht ist. Sie geht in eine Phase über, in der die Handlung im Zentrum steht, die sich aus dem Text ergibt. Beide Phasen – die Verstehensphase wie auch die anschließende Handlungsphase – werden auf keinen Fall durch Arbeit an Wortschatz oder Grammatik unterbrochen.
- Wortschatzarbeit anhand eines Textes wird, sofern sinnvoll, **nach** Ende der Verstehens- und der anschließenden Handlungsphase durchgeführt (z. B. T76: Herausschreiben und Sortieren des Wortschatzes zum semantischen Feld „Sport").

So arbeiten Sie mit vorliegenden Übungsmaterialien

Der Übungsprozess

Jedem Text sind im Übungsteil Übungen zugeordnet. Dabei werden zwei Arten von Übungen unterschieden:

1. Übungen zum Textverstehen und zu textbezogenem Handeln. In diesen Übungen werden dem Text Informationen entnommen oder Handlungen simuliert, die direkt auf den Text bezogen sind. Diese Übungen sind daran zu erkennen, dass direkt neben der Übungsanweisung die Nummer des Textes angegeben ist, auf den sich die Übung bezieht (z. B. T 15). Wenn der Patient diese Übungen bearbeitet, so soll er **unbedingt den Text dazu verwenden**.
   Beispiel: In der Übung 4, S. 25 (Kapitel 4 „Kochen“) soll der Patient die einzelnen Handlungsschritte zur Herstellung eines Obstsalats in eine Reihenfolge bringen. Sicher können das manche Patienten auch ohne Textvorlage (Rezept) – hier allerdings geht es um Textverstehen, also darum, sich an der Reihenfolge des Textes zu orientieren. Deshalb soll der Patient bei der Bearbeitung dieser Aufgabe den Text verwenden.
2. Übungen, die an die Phase des Textverstehens anschließen und in denen Handlungen bzw. Teilhandlungen durchgeführt werden, die sich nicht direkt aus dem Text ergeben. Bei diesen Übungen ist neben der Anweisung keine Textnummer angegeben. Diese Übungen beziehen sich entweder auf das Ergebnis einer vorhergehenden Übung, oder aber sie betreffen eine ganz neue Handlung, die nur noch thematisch mit dem Text verbunden ist. Beispiele:
   - S. 15, Übung 5 (Kapitel 3 „Einkaufen“): Die Übung bezieht sich nicht auf den Text T9 (wie Übung 4), sondern auf das Ergebnis von Übung 4.
   - S. 65, Übung 3 (Kapitel 11 „Öffentliche Verkehrsmittel“): Hier soll im Internet eine Zugverbindung herausgesucht werden. In diesem Kapitel gibt es mehrere Texte im Zusammenhang mit dem Thema „Eisenbahn“; in der Übung selbst jedoch soll eine vom Text unabhängige Handlung durchgeführt werden.

Teilhabe – Authentisches Handeln

Wie oben dargestellt, wird mittels vorliegender Therapiematerialien eine Verbesserung der Alltagskompetenz der Patienten angestrebt. Dazu dienen auch die Aufgaben, in denen mehr oder weniger textbezogene Alltagshandlungen durchgeführt werden. Das kann z. B. eine einfache Internetrecherche sein (authentisch) oder das Bezahlen mit Therapiegeld (simuliert). Die jeweiligen Handlungen sind unterschiedlich komplex; beim Thema „Kochen“ z. B. wird in vorliegenden Materialien das Wiegen bestimmter Lebensmittel geübt, nicht aber das Kochen eines ganzen Gerichts, was sich besonders in einem interdisziplinären Therapiekontext anbietet. Aus den Texten ergeben sich viele Anlässe für Handlungen, die in vorliegenden Therapiematerialien nicht berücksichtigt werden konnten. Dabei können zahlreiche Aktivitäten durchaus auch zu Hause unter Betreuung von Angehörigen durchgeführt werden.

Für viele der Alltagshandlungen, die die Patienten in der Therapie durchführen sollen, werden zusätzlich Alltagsgegenstände benötigt, die die Therapeutin in der Therapie bereitstellt. Diese werden im Übungsteil durch Symbole angezeigt – vor allem:

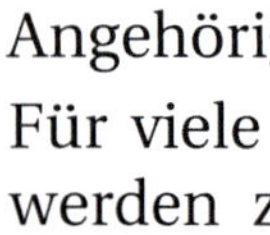

Taschenrechner

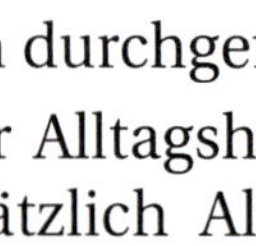

Therapiegeld

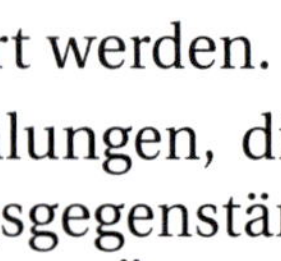

Zeitung, Zeitschrift

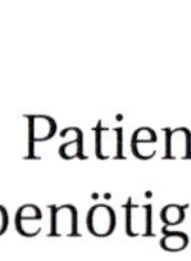

Computer mit Internet

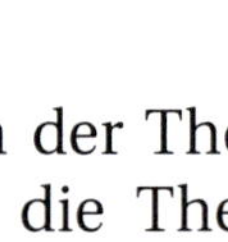

Landkarte, Atlas

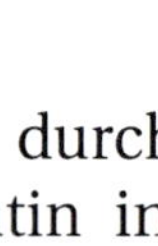

Waage

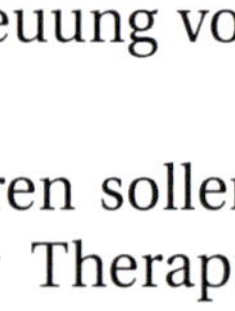

Uhr zum Stellen

Das Scherensymbol zeigt an, dass der Patient hier mit Bildern oder Ausdrücken arbeiten soll, die zuvor ausgeschnitten wurden.

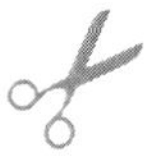

Internet
Vorliegende Therapiematerialien beinhalten Aufgaben, bei denen die Patienten im Internet bestimmte Informationen finden oder einfache Aufgaben erledigen sollen. Diese Aktivitäten sollen einen Beitrag dazu leisten, bei den Betroffenen eine Internetkompetenz (wieder-)aufzubauen. Wir halten das für sehr wichtig nicht nur wegen des hohen Stellenwerts, der dem Internet im Alltag zukommt; für viele neurologische Patienten kann das Internet darüber hinaus ein wichtiges „Fenster zur Außenwelt“ darstellen, für manche wird es das einzige sein.
Wir haben uns bemüht, Internetseiten auszuwählen, die relativ einfach und übersichtlich aufgebaut sind. Sie selbst sollten vor der Therapie die entsprechende Seite kurz aufrufen, damit Sie sich dort schnell zurechtfinden. Je nach Patient wird es in der Therapie erforderlich sein, dass Sie selbst die jeweilige Internetseite für den Patienten aufrufen – auch das ist etwas, was viele Patienten üben müssen.

Sprechanlässe
Auch wenn vorliegende Materialien schwerpunktmäßig das Textverstehen trainieren, enthalten sie zahlreiche Sprechanlässe für authentische Kommunikation, die sich aus den Texten bzw. den jeweiligen Themen ergeben – z. B. T12 und T13 „Wein“, Kapitel 7 „Garten“, T29 „Aktuelle Mode für Sie“, T74 „Fernsehprogramm“, T76 „Sportnachrichten“ oder Kapitel 15 „Auto und Verkehr“. Es versteht sich von selbst, dass diese Möglichkeiten ausgiebig genutzt werden sollten.

Wir wünschen Ihnen viel Erfolg und auch Spaß bei der Arbeit mit „Texte im Alltag“.

Die Autoren

Mai 2013

Mo 29.	Mo 6.	Mo 13.	Mo 20. Pfingstmontag	Mo 27.
Di 30.	Di 7. *14 h Zahnarzt*	Di 14.	Di 21.	Di 28.
Mi 1. Maifeiertag *18 h Kino*	Mi 8.	Mi 15.	Mi 22. *15 h mit Lea in Stadt*	Mi 29.
Do 2.	Do 9. Chr. Himmelf.	Do 16.	Do 23.	Do 30. Fronleichnam
Fr 3. *11.30 h Physiotherapie*	Fr 10.	Fr 17. *11.30 h Physiotherapie*	Fr 24.	Fr 31. *11.30 h Physiotherapie*
Sa 4.	Sa 11. *20 h Besuch Walters*	Sa 18.	Sa 25. } *mit Ralf in Bern*	Sa 1.
So 5.	So 12. Muttertag	So 19. Pfingstsonntag	So 26. }	So 2.

Tagesplan

Name: *Horst Jäger*

Tag: *Montag* Datum: *10. Juni 2013*

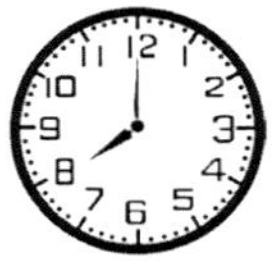	*8.00*	*Frühstück*
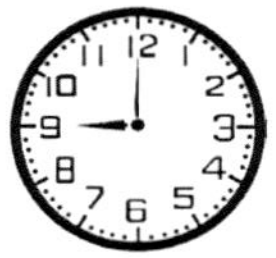	*9.00*	*Physiotherapie*
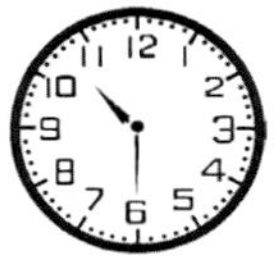	*10.30*	*Ergotherapie*
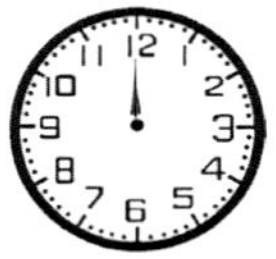	*12.00*	*Mittagessen*
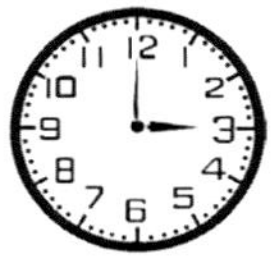	*15.00*	*Sportgruppe*
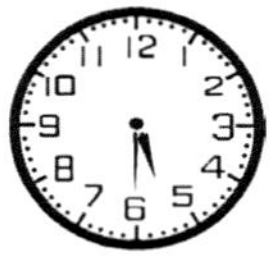	*17.30*	*Abendessen*
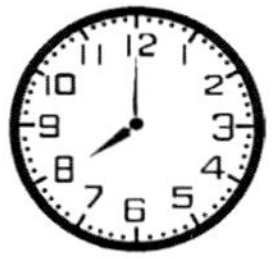	*20.00*	*Film*

T1

Tagesplan

Name: *Horst Jäger*

Tag: *Dienstag* Datum: *11. Juni 2013*

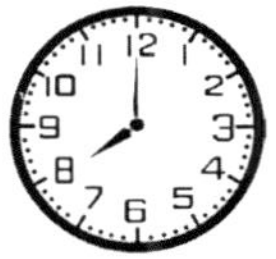	*8.00*	*Frühstück*
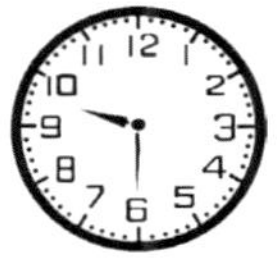	______	______________
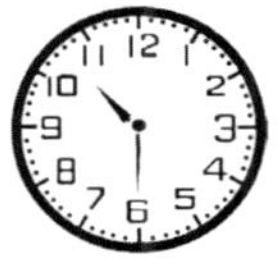	______	______________
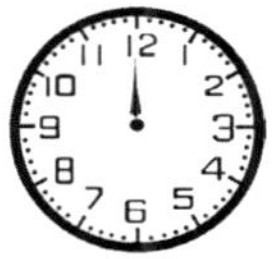	*12.00*	*Mittagessen*
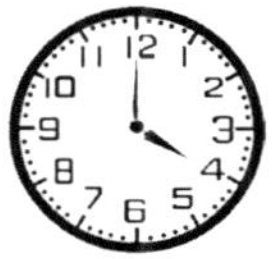	______	______________
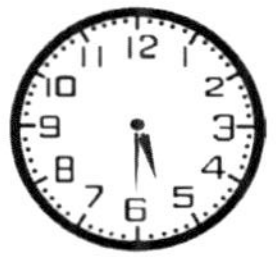	*17.30*	*Abendessen*
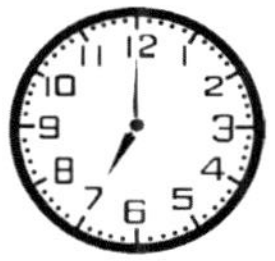	______	______________

T2

Montag, 7.10.	Dienstag, 8.10.	Mittwoch, 9.10.	Donnerstag, 10.10.	Freitag, 11.10.	Samstag, 12.10.
8	8	8	8	8	
9	9	9	9	9	
10	10	10	10	10	
11	11	11	11	11	
12	12	12	12	12	
13	13	13	13	13	**Sonntag, 13.10.**
14	14	14	14	14	
15	15	15	15	15	
16	16	16	16	16	
17	17	17	17	17	**Oktober 2019**
18	18	18	18	18	**Woche 41**
19	19	19	19	19	
20	20	20	20	20	

Oktober 2019
Woche 41

Wo	40	41	42	43	44
Mo		7	14	21	28
Di	1	8	15	22	29
Mi	2	9	16	23	30
Do	3	10	17	24	31
Fr	4	11	18	25	
Sa	5	12	19	26	
So	6	13	20	27	

Logopädie

Wibke Engels

Röhnstraße 6 • 95573 Bartwies • Telefon 09694-22853

Terminvereinbarung

Wochentag	Datum	Uhrzeit
Donnerstag	*2. Mai*	*11 Uhr*
Freitag	*10. Mai*	*9 Uhr*
Donnerstag	*16. Mai*	*14 Uhr*
Dienstag	*28. Mai*	*10 Uhr*

Wichtig
Terminveränderungen sind so früh wie möglich, spätestens 24 Stunden vor der vereinbarten Behandlungszeit vorzunehmen. Nicht eingehaltene oder zu spät abgesagte Termine werden in Rechnung gestellt.

T5

Wann war das?
Kleines Quiz zur Geschichte.

326 v. Chr. – 800 – 1492 –
1517 – 1815 – 1969

- Kolumbus: Entdeckung Amerikas
- Napoleon: Niederlage seiner Armee bei Waterloo
- Karl der Große: Kaiserkrönung
- Alexander der Große: Feldzug nach Indien
- Luther: Anschlag von 95 Thesen in Wittenberg
- Willy Brandt: Wahl zum Bundeskanzler

T6

26 DAS WETTER

SEEBLICK NR. 95
Dienstag, 16. April 2013

Das Wetter in der Region

Dienstag, 16. April 2013

Vormittag	Mittag	Nachmittag
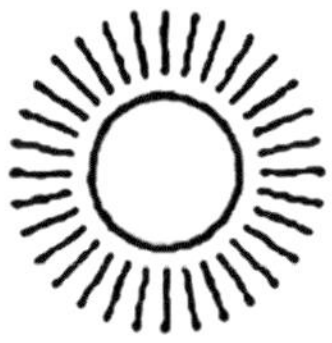 14° C	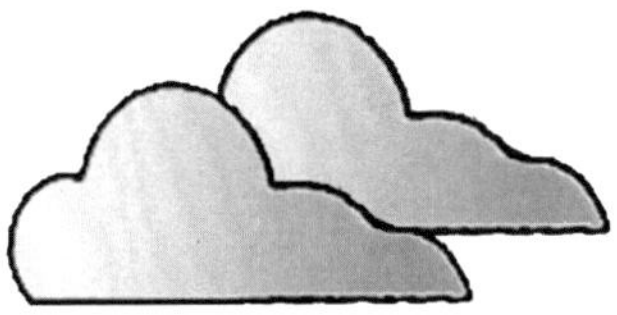 11° C	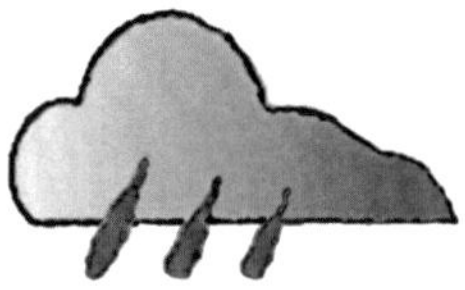 9° C

Das Wetter heute

Am Vormittag scheint die Sonne. Gegen Mittag ziehen immer mehr Wolken auf, und am späten Nachmittag beginnt es zu regnen.
Die Temperaturen sinken im Verlauf des Tages auf 9° C. Es weht ein schwacher Wind aus West.

Vorhersage

Auch in den nächsten Tagen herrscht wechselhaftes Wetter. Die Temperaturen bewegen sich zwischen 8° C und 14° C.

---

16. April

Sonnenaufgang/-untergang: 6.20 Uhr / 20.06 Uhr
Namenstag: Benedikt, Josef, Bernadette
Geburtstag: Charlie Chaplin (1889), Papst Benedikt XVI. (1927)
Todestag: Francisco de Goya (Maler, 1828)

SEEBLICK NR. 172
Montag, 15. JULI 2013

DAS WETTER

27

Die 4-Tage-Vorhersage für die Region

Dienstag, 16. Juli

6 Uhr	10 Uhr	14 Uhr	18 Uhr	22 Uhr

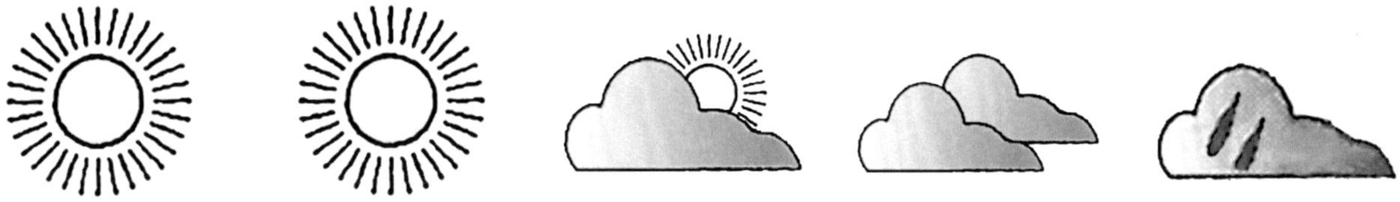

14° C	19° C	21° C	22° C	18° C

Morgen früh scheint die Sonne. Gegen Mittag ziehen Wolken auf. Am späten Abend erreicht eine Regenfront unser Gebiet. Die Temperaturen liegen zwischen 14° C und 22° C. Es weht ein leichter Wind aus westlicher Richtung.

Mittwoch, 17. Juli

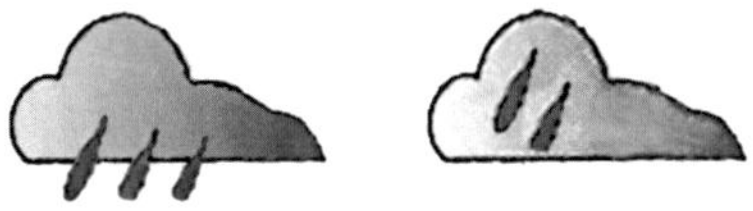

14° C – 20° C

Donnerstag, 18. Juli

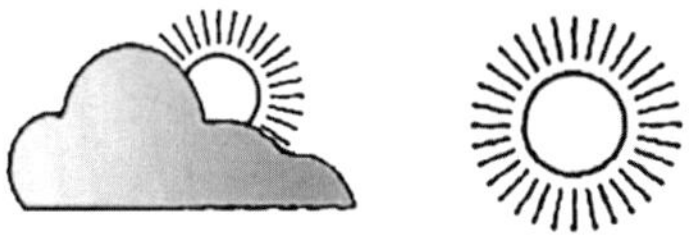

15° C – 26° C

Freitag, 19. Juli

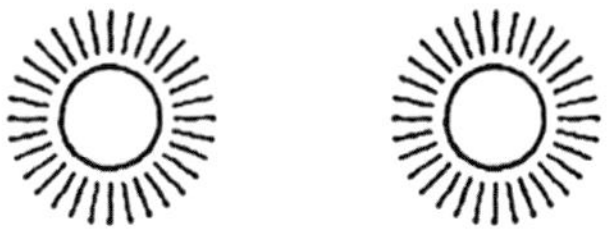

16° C – 27° C

Am Mittwoch regnet es den ganzen Tag. Am Donnerstag wird das Wetter besser, und die Sonne verdrängt nach und nach die Wolken. Am Freitag ist mit viel Sonne zu rechnen.

Die Temperaturen erreichen am Mittwoch nur 20° C, sie steigen danach aber wieder und erreichen am Freitag 27° C.

15. Juli

Sonnenaufgang/-untergang:	5.29 Uhr / 21.09 Uhr
Namenstag:	Egon, Bernhard, David, Waldemar
Geburtstag:	Rembrandt (Maler, 1606)
Todestag:	Hugo von Hofmannsthal (Dichter, 1929)

Ihr Frischmarkt Hermann
Angebote der Woche
16. – 21.9.

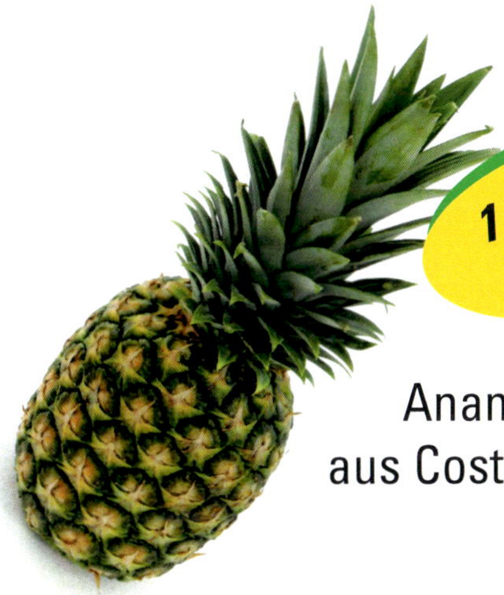

1 Stück nur
2,15 €

Ananas
aus Costa Rica

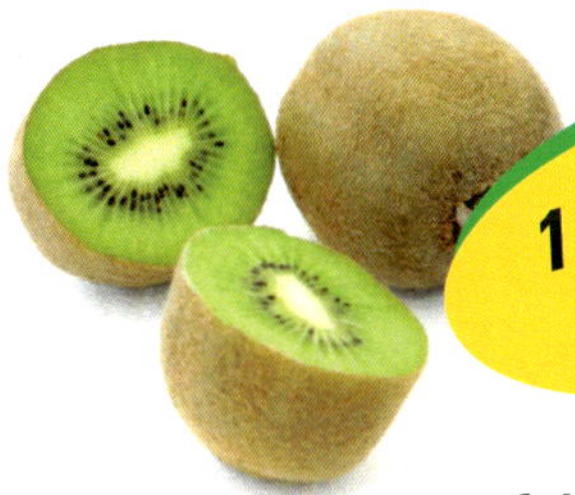

1 Stück nur
0,28 €

frische Kiwis
aus Italien

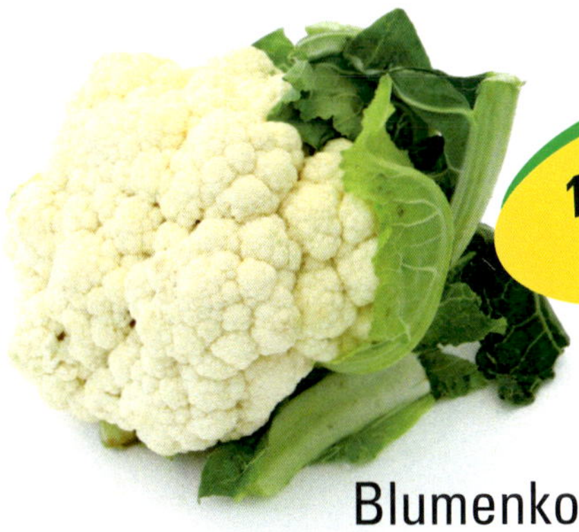

1 Stück für
1,74 €

Blumenkohl
aus Frankreich

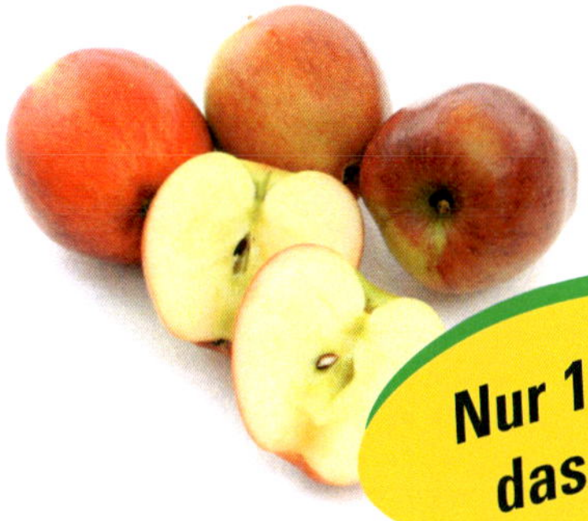

Nur 1,98 €
das Kilo

Äpfel aus Argentinien,
leicht säuerlich, knackig

Unsere Knüller der Woche

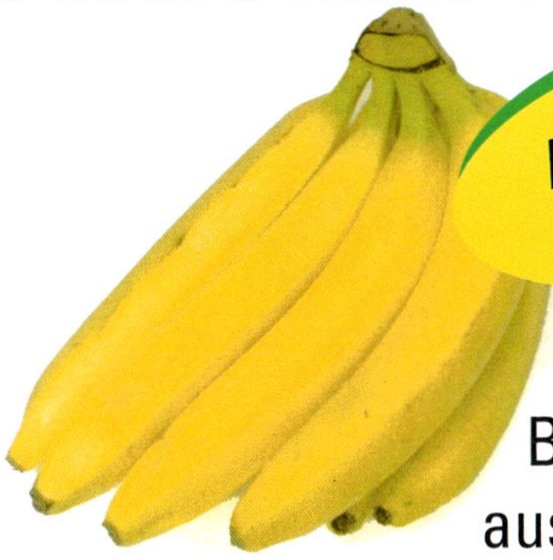

Nur 1,45 €
das Kilo

Bananen
aus Panama

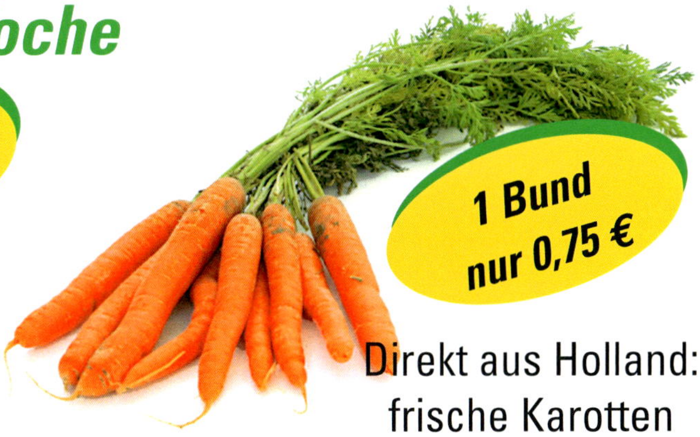

1 Bund
nur 0,75 €

Direkt aus Holland:
frische Karotten

Hier finden Sie uns: – Rathausplatz 8
– Ufergasse 19

Öffnungszeiten: Mo – Fr 8 – 19 Uhr
Sa 7 – 16 Uhr

Resis Obst- und Gemüseshop

Frische und Qualität zu kleinen Preisen

Zwei absolute Schnäppchen!
Nur diese Woche

0,19 € das Stück

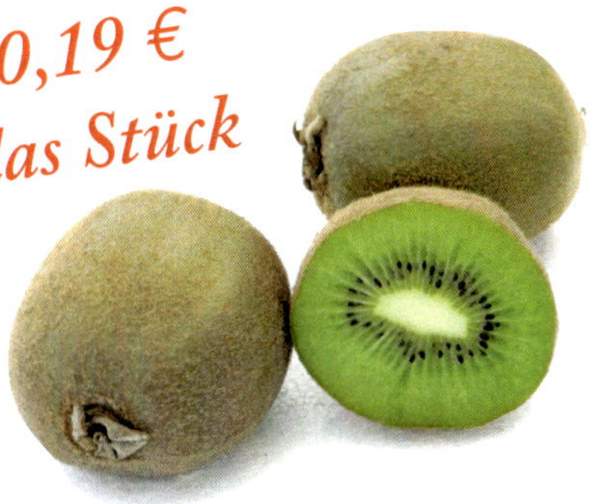

Reife **Kiwis** aus Italien

1,98 € das Stück

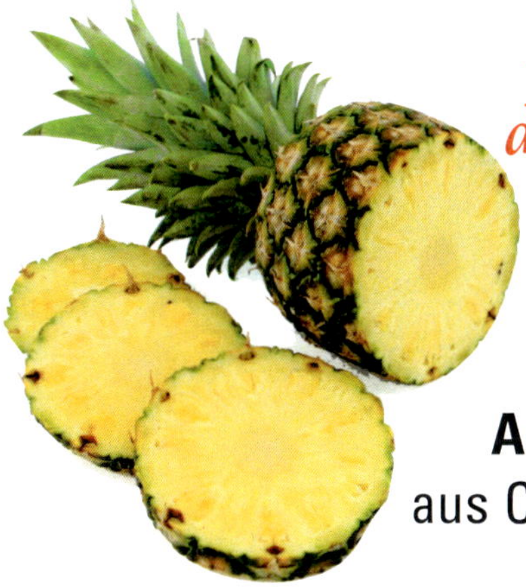

Ananas
aus Costa Rica

Unsere weiteren Angebote

1,89 € das Stück

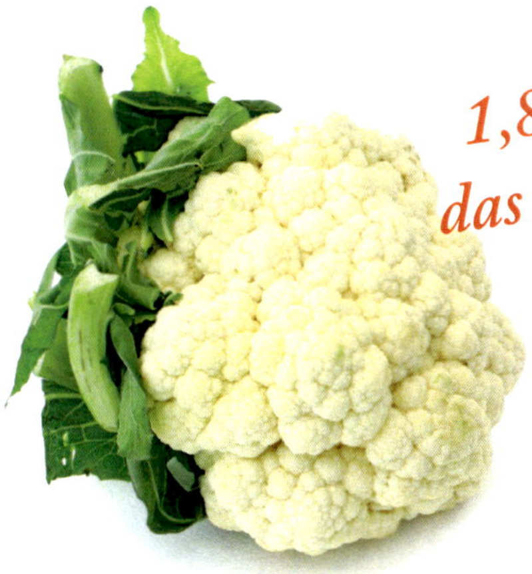

Blumenkohl aus Belgien
gesund und schmackhaft

1,43 € das Kilo

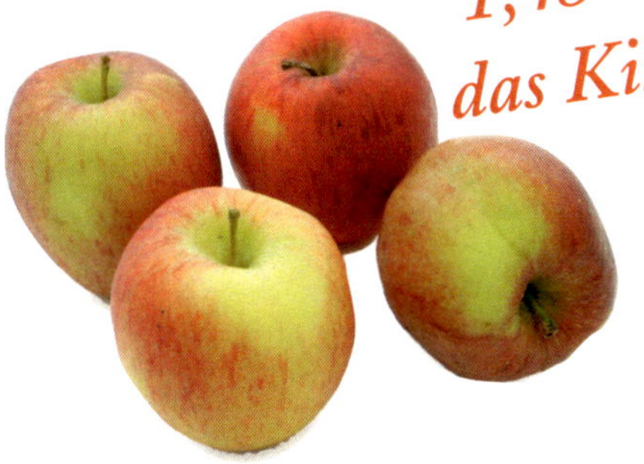

Äpfel vom Bodensee
süß und saftig

2,49 € das Kilo

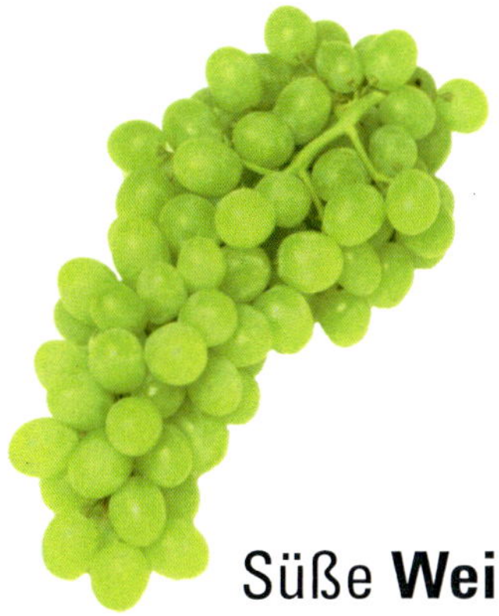

Süße **Weintrauben**
ohne Kerne, aus Spanien

0,98 € das Kilo

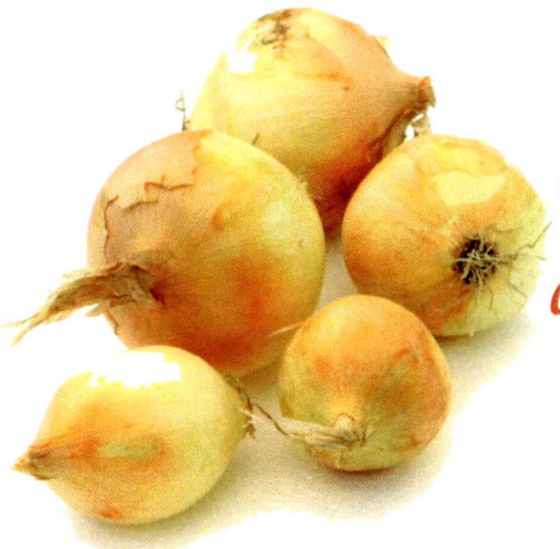

Aus Frankreich: **Zwiebeln**
Handelsklasse A

T11

Supermarkt Gutkauf
Heinrich-Heine-Str. 62
77663 Offenburg
+49 0781 343255

Stück	Artikel	Preis
1	Öl Sonnenau	2,98
1	Kaffee EXTRA	4,49
	ZU BEZAHLEN	7,47

MwSt. %	Netto	MwSt. Betrag	Brutto
7	6,98 €	0,49 €	7,47 €

Umtausch nur mit Kassenbon.
Vielen Dank für Ihren Einkauf.

13.06.2013 15:48 Uhr

Wir freuen uns
auf Ihren nächsten Besuch!

T12

Zur Eröffnung

6 Flaschen
Chianti Classico
trocken, kräftig

statt ~~47,40 €~~

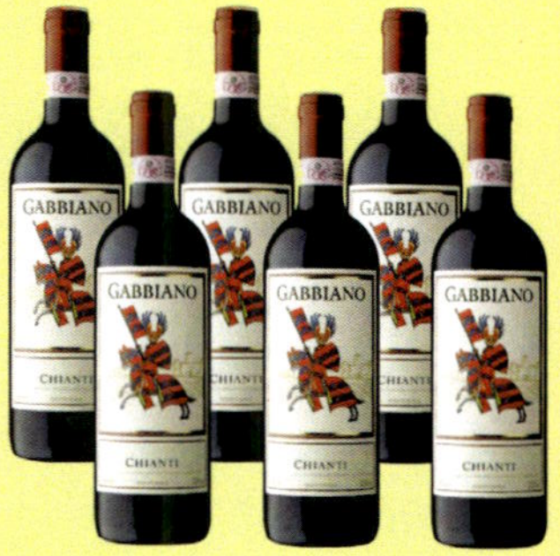

nur **29,70 €**

DAS WEINKONTOR

Einladung zur Neueröffnung

Am 6. September eröffnen wir in der Leipziger Altstadt eine neue Weinhandlung. Sie finden bei uns gute Weine aus den wichtigsten Anbaugebieten Europas. Unser besonderes Interesse gilt den Weinen aus Italien.

Samstag, 6. September, 10 Uhr
Marktplatzgasse 12, Leipzig
- Weinproben
- Kurzvorträge über Wein
- Filme zur Weinherstellung
- Informationen und Tipps

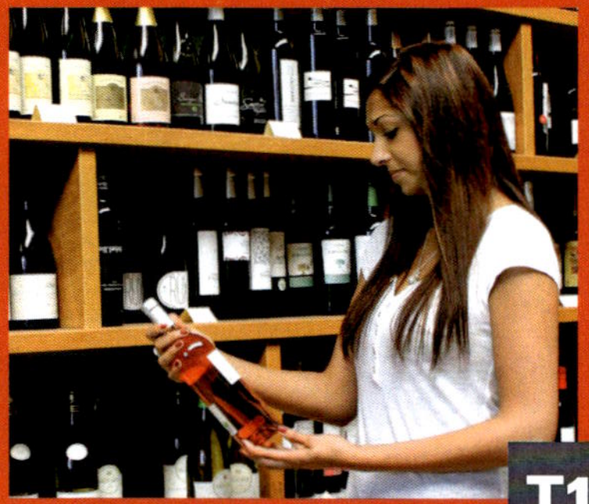

Bio ist in – auch beim Wein
Angebote zum Kennenlernen

Weißweine

- 2011 Müller-Thurgau (Baden): feiner Sommerwein. Zu Fisch und hellem Fleisch 5,99 €
- 2012 Pinot Grigio (Italien): mild, erfrischend 4,99 €

Rotweine

- 2011 Chianti (Italien), DOCG: fruchtig, kraftvoll 9,95 €
- 2008 Rioja Reserva (Spanien): trocken, elegant, Spitzenwein für besondere Tage 13,50 €
- 2010 Bordeaux (Frankreich), Merlot: vollmundig, fruchtig, zu rotem Fleisch 7,95 €

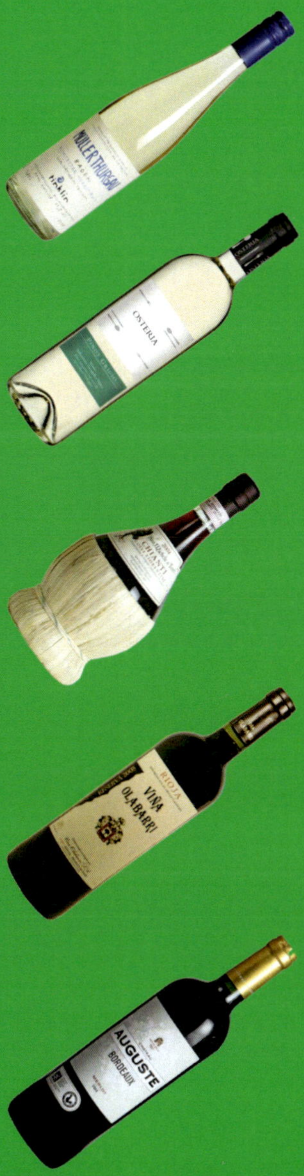

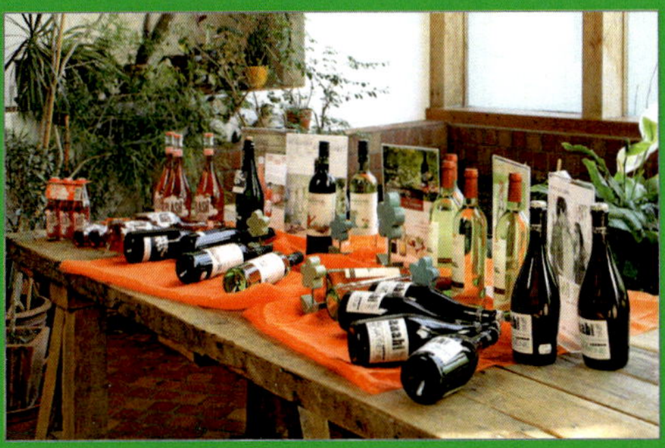

Biologisch angebaute Weine aus den wichtigsten Weinregionen Europas. Informieren Sie sich!

www.riegel.de

riegel bioweine

Frikadellen

Zutaten

- 500 g Hackfleisch
- 1 Brötchen
- 1 Ei
- 1 Zwiebel
- 2 Esslöffel Öl
- Salz und Pfeffer

1 Das Brötchen einweichen und nach 10 Minuten ausdrücken.

2 Die Zwiebel in Würfel schneiden. Zusammen mit dem Hackfleisch, Ei und Brötchen, Salz und Pfeffer in einer Schüssel mit der Hand gut durchkneten.

3 6 – 8 Frikadellen formen.

4 In einer Bratpfanne das Öl erhitzen. Die Frikadellen in die Pfanne geben und 15 Minuten braun braten.

Guten Appetit!

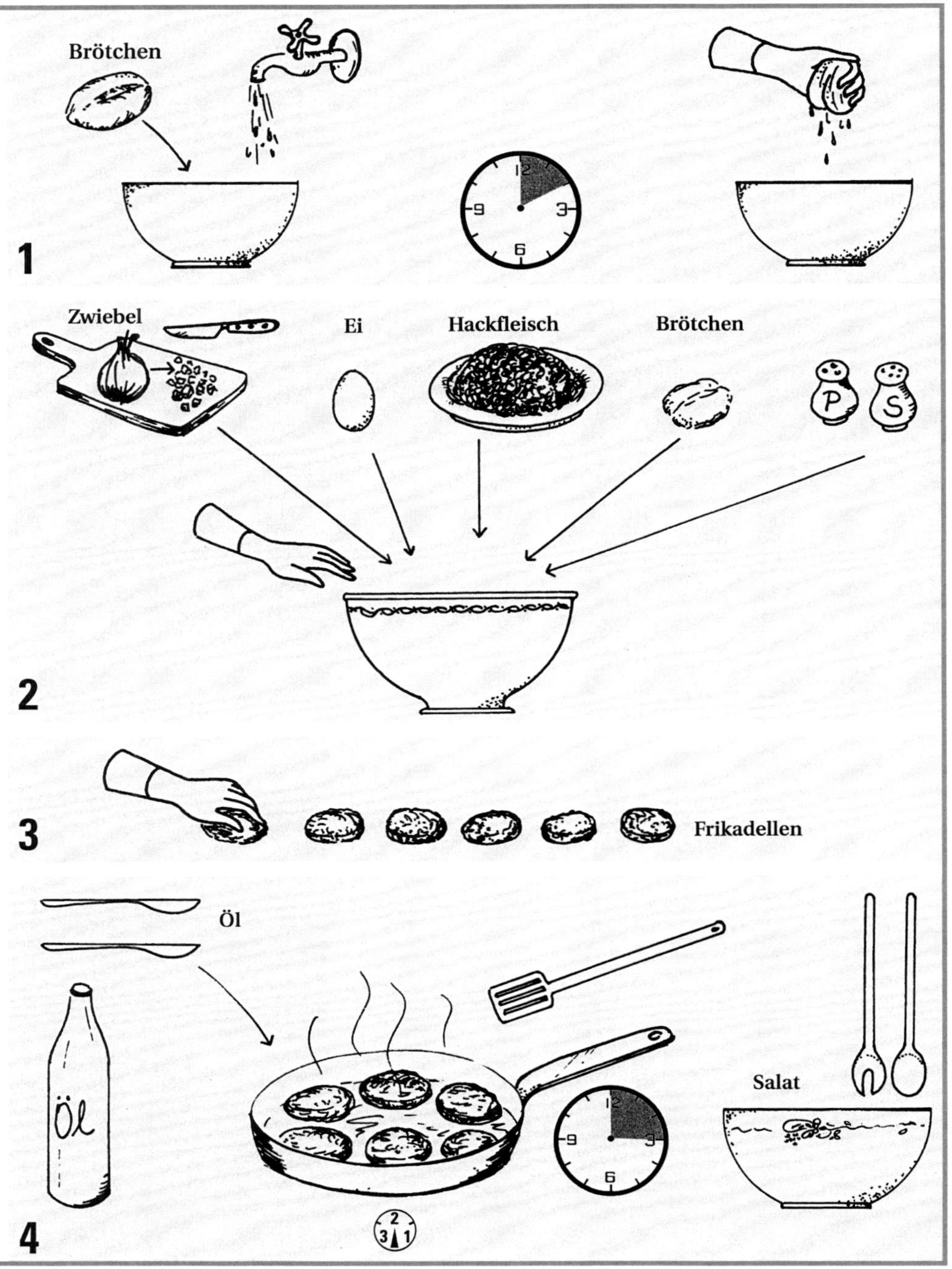

Leckeres mit Obst

Obstsalat

Zutaten

3 Äpfel
300 g Weintrauben
3 Scheiben Ananas
4 Kiwis
1 Teelöffel Honig
50 g Mandelsplitter

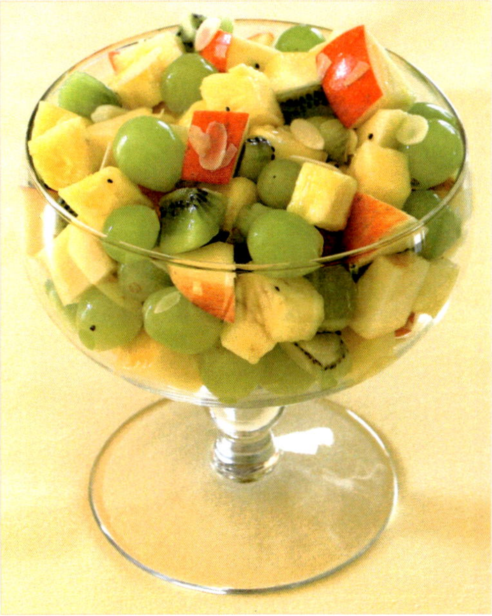

Zubereitung

1 Schälen Sie das Obst und schneiden Sie es in kleine Stücke.
2 Geben Sie das klein geschnittene Obst in eine Schüssel.
3 Geben Sie die Mandelsplitter und den Honig dazu.
4 Vermengen Sie alles gut und stellen Sie den fertigen Obstsalat für eine Stunde in den Kühlschrank.

Guten Appetit!

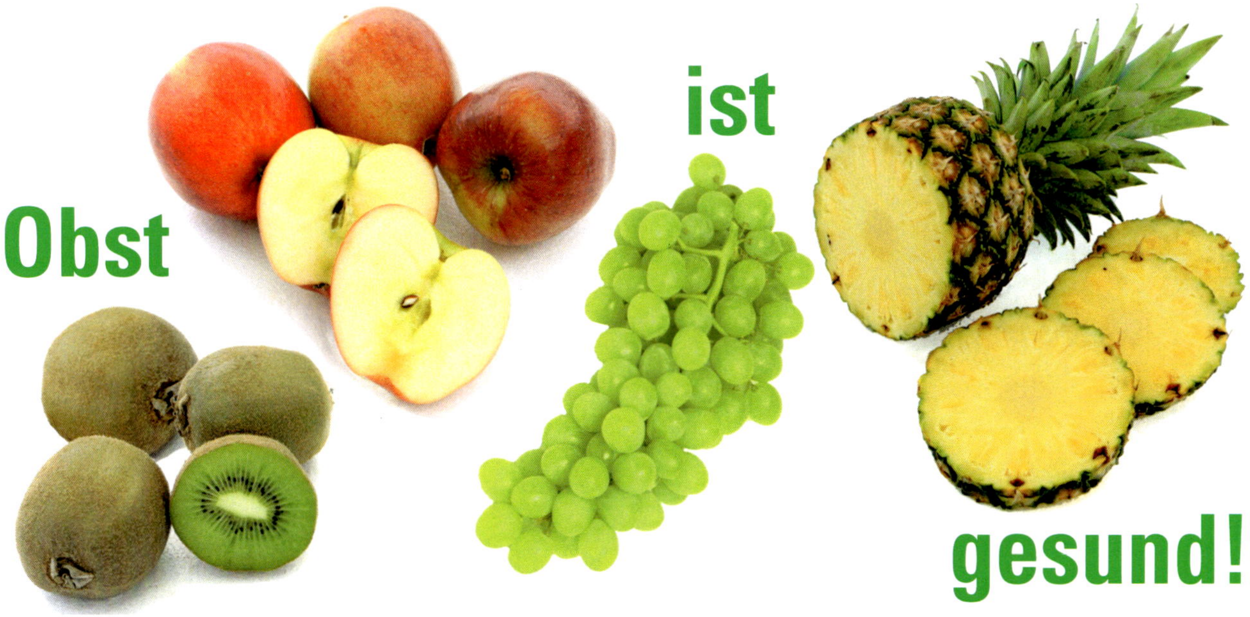

Haushaltsbuch – Ausgaben Woche ____ – ____ ________

Lebensmittel	Wohnung	Fahrtkosten	Bekleidung	Gesundheit
• ______ ______ €	• ______ ______ €	• ______ ______ €	• ______ ______ €	• ______ ______ €
• ______ ______ €	• ______ ______ €	• ______ ______ €	• ______ ______ €	• ______ ______ €
• ______ ______ €	• ______ ______ €	• ______ ______ €	• ______ ______ €	• ______ ______ €
• ______ ______ €	• ______ ______ €	• ______ ______ €	• ______ ______ €	• ______ ______ €
Summe: €	Summe: €	Summe: €	Summe: €	Summe: €

Ausgaben Gesamt €

T17: S. 27 – T18: S. 29

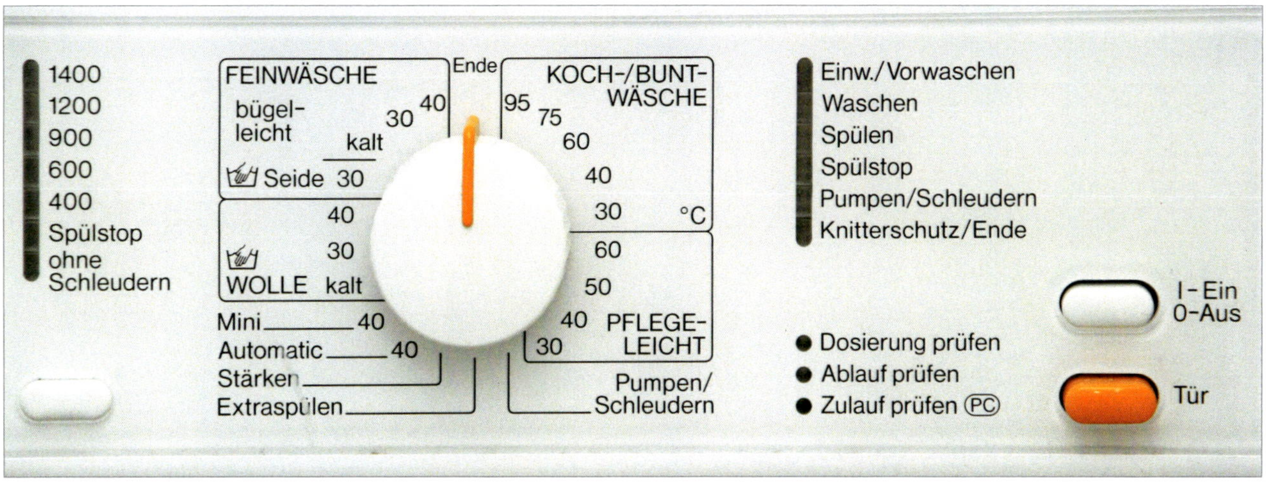

T17

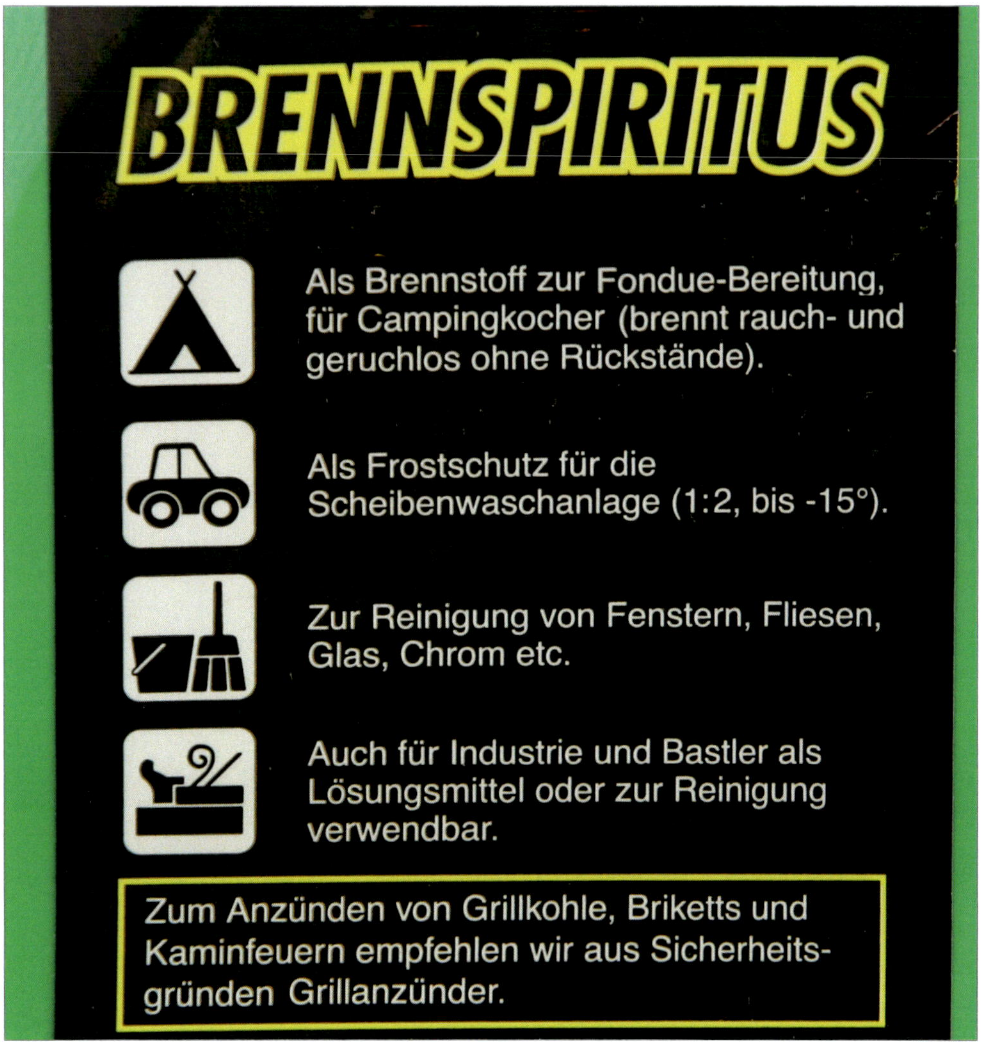
BRENNSPIRITUS
Als Brennstoff zur Fondue-Bereitung, für Campingkocher (brennt rauch- und geruchlos ohne Rückstände).
Als Frostschutz für die Scheibenwaschanlage (1:2, bis -15°).
Zur Reinigung von Fenstern, Fliesen, Glas, Chrom etc.
Auch für Industrie und Bastler als Lösungsmittel oder zur Reinigung verwendbar.
Zum Anzünden von Grillkohle, Briketts und Kaminfeuern empfehlen wir aus Sicherheitsgründen Grillanzünder.

T18

Schimmel in der Wohnung

In ungefähr 25% der Wohnungen in Deutschland gibt es Schimmel. Man findet Schimmel nicht nur in Altbauten, sondern auch in neuen Wohnungen und Häusern.

Schimmel entsteht, wenn sich in der Wohnung *Feuchtigkeit* aus der Luft auf *kalte Wände* setzt! Das heißt:

– Die Luft in der Wohnung darf nicht zu feucht sein.
– In den Räumen der Wohnung darf es nicht zu kalt sein.

5 Tipps, wie Sie Schimmel vermeiden

1. Lüften Sie die Zimmer 3 x täglich durch eine Stoßlüftung von 5 – 10 Minuten. Stellen Sie die Fenster auf keinen Fall auf Dauerkippe, besonders bei Kälte!

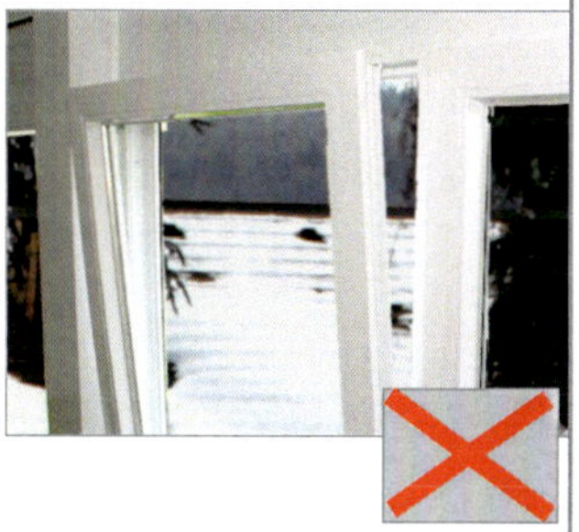

2. Heizen Sie Ihre Wohnung gleichmäßig. Auch ungenutzte Räume sollten im Winter nicht kälter als 18° C sein.

3. Trocknen Sie Ihre Wäsche nie in der Wohnung. Dadurch wird die Luft sehr feucht, und es kann Schimmel entstehen.

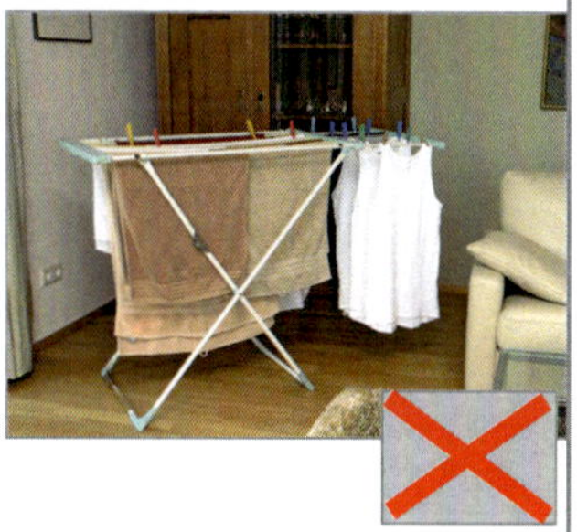

4. Stellen Sie Möbel nicht direkt an Außenwände! Lassen Sie einen Abstand von 5 bis 10 cm zur Wand.

5. Lüften Sie das Bad nach dem Baden oder Duschen. Schließen Sie die Badtür, damit die Feuchtigkeit nicht in die Wohnung gelangt.

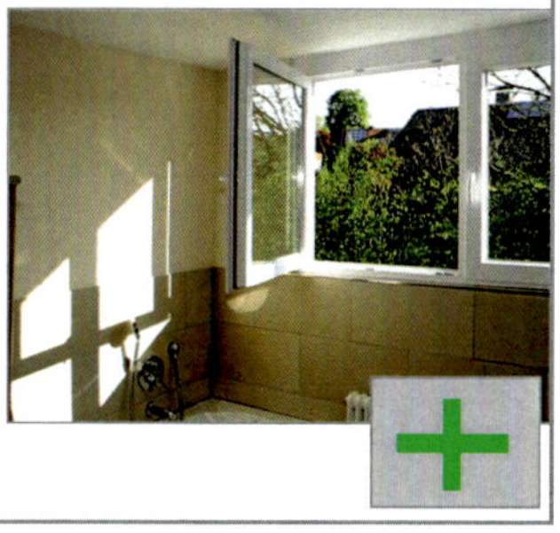

Stadtwerke Wallstadt

Eduard Renner
Blumenweg 16
48295 Wallstadt

Kundenservice
Tel.: 02493-6060
Datum: 12.01.2013

Jahresendabrechnung 2012

	Verbrauch	Grundpreis	Betrag
Strom	3140 kWh	24,9 ct/kWh	781,86 €
Gas	13.285 kWh	6,8 ct/kWh	903,39 €
Wasser	101 m^3	3,63 €/m^3	366,63 €
Gesamt			**2051,88 €**

Verbrauch	Vorauszahlung	Differenz
2051,88 €	2076,00 €	24,12 €

Den Betrag von 24,12 Euro überweisen wir Ende des Monats auf das uns bekannte Konto.

In der Anlage finden Sie eine detaillierte Rechnungsaufstellung.

T20

Supermarkt STEINER – Schwarzes Brett

Ihre Kleinanzeigen

Wohnung gesucht

Älteres Ehepaar sucht behindertengerechte Wohnung im Erdgeschoss, 2–3 Zimmer. Bevorzugt in zentraler Lage und mit Terrasse oder Balkon.
Tel.: 07537-11482

A

4-Zimmer-Mietwohnung gesucht

Familie mit 2 Kindern sucht in ruhiger Lage 4-Zimmer-Wohnung mit großer Küche, Bad und Gäste-WC. Wichtig: Stellplatz/Garage und Keller. Wir sind ruhige, seriöse Mieter mit sicherem Einkommen und Nichtraucher.
Tel.: 07537-8347 (ab 17 h)

B

T21

ZU VERMIETEN

IMMOBILIEN WALTER

Ihr guter Partner, wenn es ums Wohnen geht

A

Moderne 4-Zi.-Wohnung

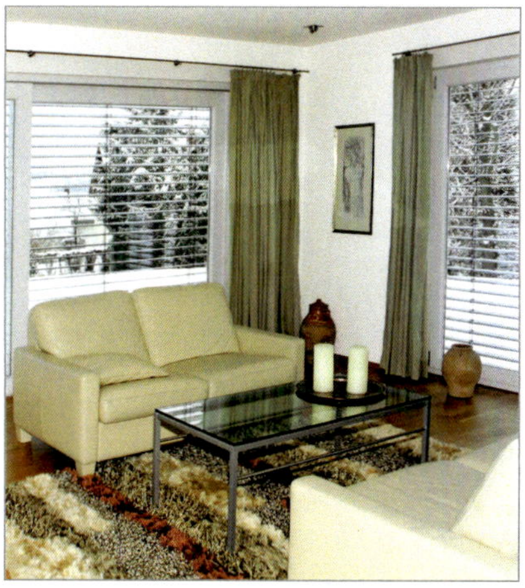

Moderne 4-Zimmer-Wohnung, hell, 96 m², Küche, Bad, große Terrasse u. Garage. Ruhige Lage, Nähe Bushaltestelle. Keine Haustiere.

Sofort zu vermieten. 550 € Miete. IW-Nr. SCH-27365.

B

Helles Appartment

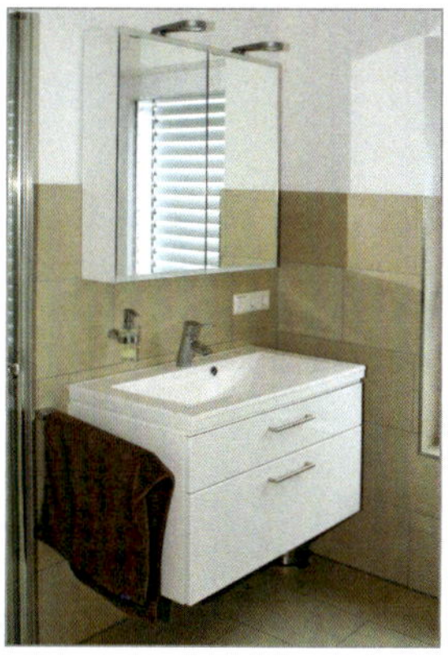

1-Zi.-Appartment in Jena, 2. Obergeschoss, teilmöbliert, 29 m², Einbau-Küche, modernes Bad, alles renoviert. Zentrale Lage nahe Uni. Nichtraucher! 340 € + Nebenkosten.

IW-Nr. SCH-27375.

C

Gelegenheit: Studio

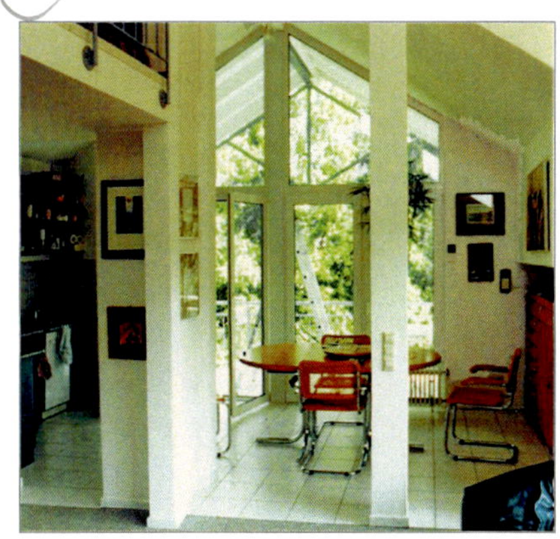

3-Zi.-Studio im Zentrum von Jena. 87 m², sehr hell. Einbau-Küche, Bad, Gäste-WC, Balkon, 2 Stellplätze. Nur Nichtraucher! Ideal für Berufstätige. Miete: 490 € + Nebenkosten.

IW-Nr. SCH-27385.

Immobilien Walter, Moritzstr. 3, 07741 Jena. Tel.: 03641-181836

www.immo-walter.com

Provision: 2 Monatsmieten (+ 19% MwSt.), zahlbar direkt nach Unterzeichnung des Mietvertrags.

Ihr Gartenratgeber
Der blühende Garten I: Beliebte Blumen

von Florix

Wer mag sie nicht: Gärten, in denen viele bunte Blumen blühen. Blüten sind die Zierde eines jeden Gartens. Doch die Zeit der Blüte und die Farben sollten passen. Dazu stellen wir Ihnen hier neun beliebte, schön blühende Gartenblumen vor. Im nächsten Gartenratgeber sprechen wir über Büsche im blühenden Garten.

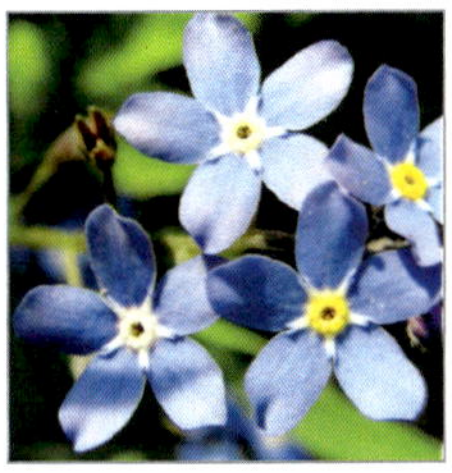

Vergissmeinnicht
Blüte: April, Mai
Farbe: blau
feuchter Boden

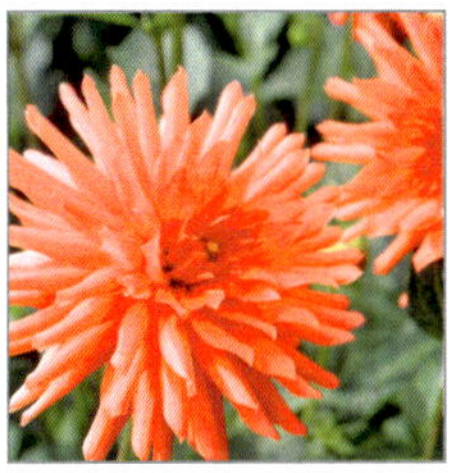

Dahlie
Blüte: Juli – Oktober
Farbe: rot, gelb, lila ...
sonnige Lage

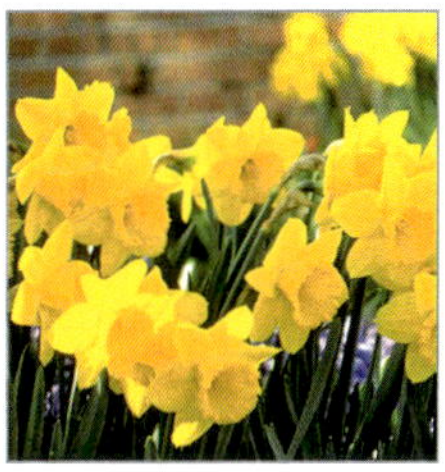

Narzisse
Blüte: April, Mai
Farbe: gelb, weiß
feuchter Boden

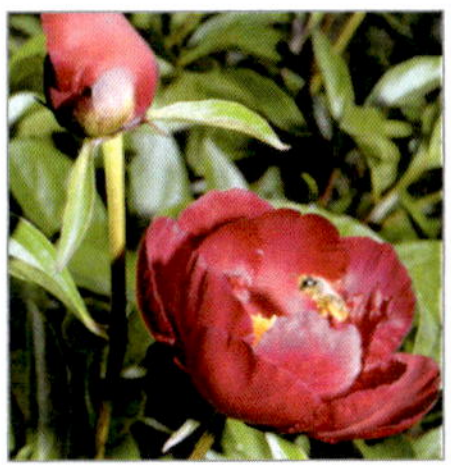

Pfingstrose
Blüte: Mai, Juni
Farbe: lila, rot ...
sonnige Lage

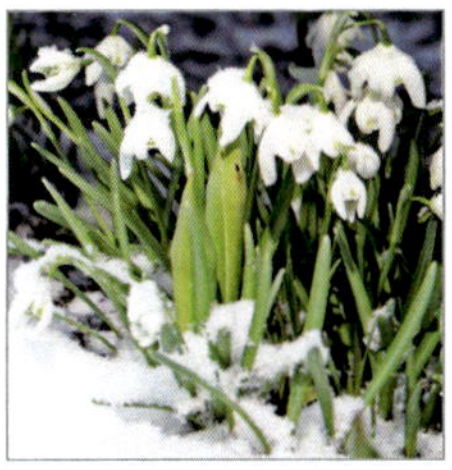

Schneeglöckchen
Blüte: Februar, März
Farbe: weiß
feuchter Boden

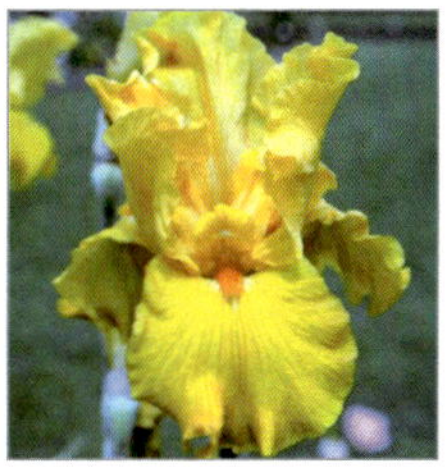

Iris
Blüte: März, April
Farbe: gelb, blau
guter Boden

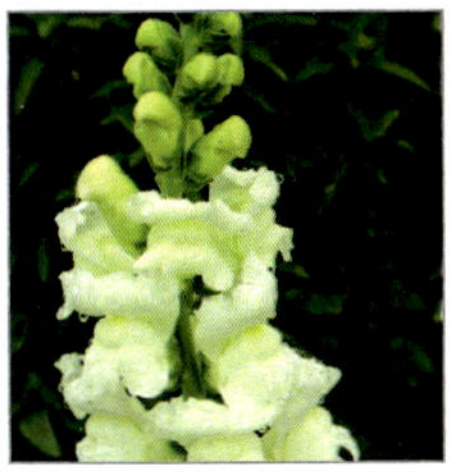

Löwenmäulchen
Blüte: Mai – Sept.
Farbe: weiß, rot, lila ...
sonnige Lage

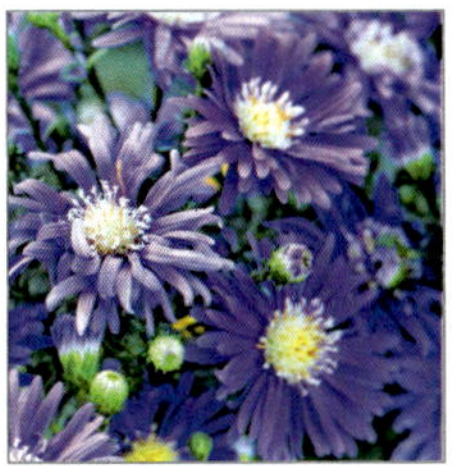

Herbstaster
Blüte: Sept., Okt.
Farbe: blau, lila, rot ...
einfacher Boden

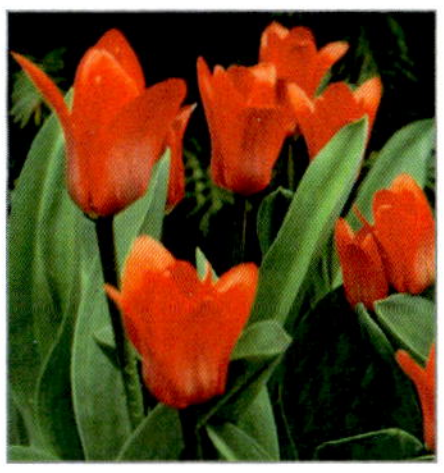

Tulpe
Blüte: April, Mai
Farbe: rot, gelb, lila
sonnige Lage

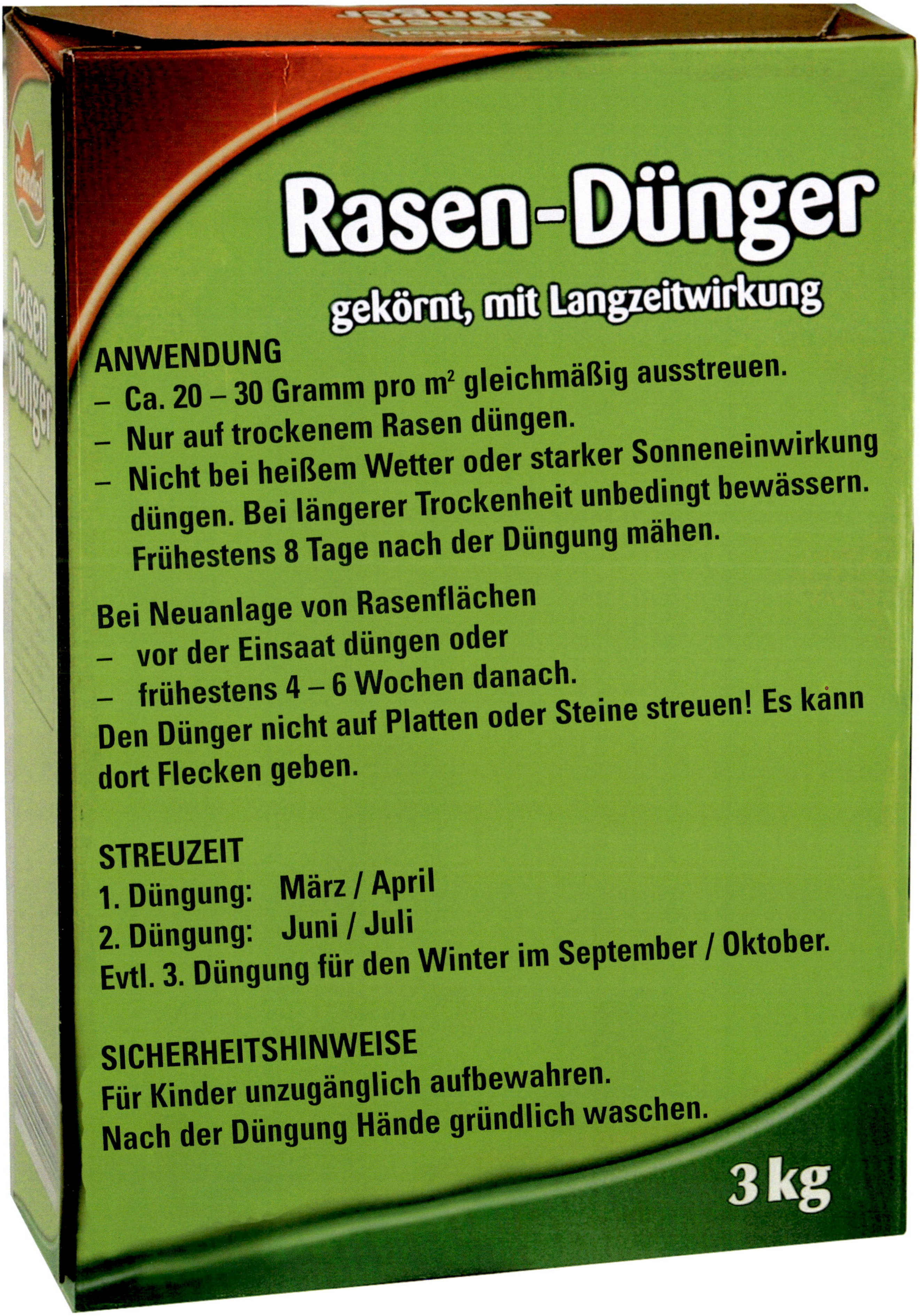
Rasen-Dünger
gekörnt, mit Langzeitwirkung
ANWENDUNG
– Ca. 20 – 30 Gramm pro m² gleichmäßig ausstreuen.
– Nur auf trockenem Rasen düngen.
– Nicht bei heißem Wetter oder starker Sonneneinwirkung düngen. Bei längerer Trockenheit unbedingt bewässern. Frühestens 8 Tage nach der Düngung mähen.
Bei Neuanlage von Rasenflächen
– vor der Einsaat düngen oder
– frühestens 4 – 6 Wochen danach.
Den Dünger nicht auf Platten oder Steine streuen! Es kann dort Flecken geben.
STREUZEIT
1. Düngung: März / April
2. Düngung: Juni / Juli
Evtl. 3. Düngung für den Winter im September / Oktober.
SICHERHEITSHINWEISE
Für Kinder unzugänglich aufbewahren.
Nach der Düngung Hände gründlich waschen.
3 kg
Rasen Dünger

Ihr Gartenratgeber: Pflege von Rosen

von Florix

Wenn Sie Ihre Rosen das ganze Jahr über pflegen, haben Sie viel Freude an ihrer schönen Blütenpracht.

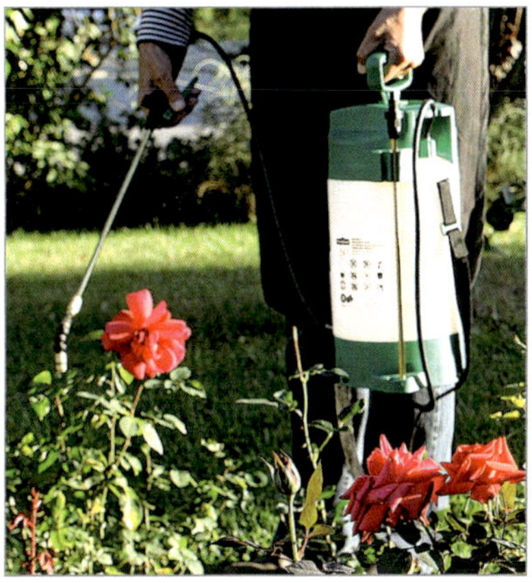

Frühjahr

- Jetzt sollten Sie die Rosen düngen.
- Beschneiden Sie die Rosen und entfernen Sie alle toten Triebe.
- Rosen bleiben gesund, wenn sie im April und Mai gegen Krankheitserreger gespritzt werden.

Sommer

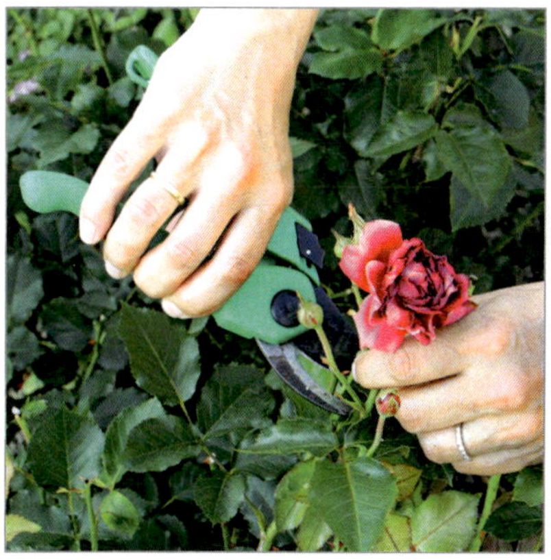

- Schneiden Sie die Rosen nach der ersten Blüte im Juni/Juli zurück.
- Gießen Sie die Rosen bei großer Trockenheit ein- bis zweimal pro Woche intensiv.
- Nach der ersten Blüte sollten Sie die Rosen düngen, damit sie sich gut erholen.

Herbst

- Schneiden Sie die Rosen vor dem ersten Frost zurück. Dann geht alle Kraft für den Winter in die Wurzeln.

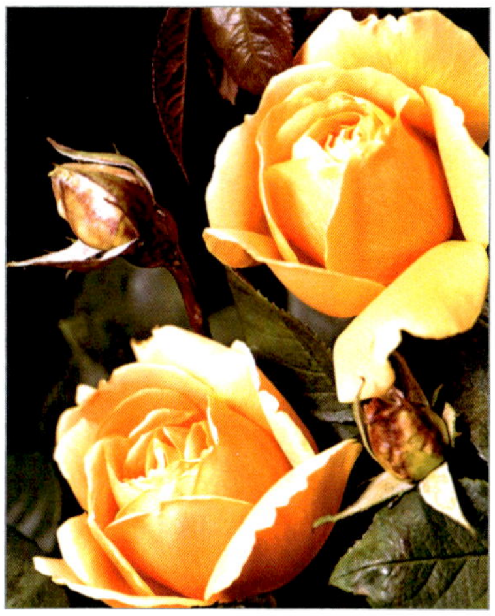

- Häufeln Sie die Rosen mit Erde an; das schützt vor Frost.
- Sie sollten Rosen im Herbst nicht düngen! Triebe, die dann neu austreiben, erfrieren im Winter.
- Der Herbst ist auch die beste Pflanzzeit für Rosen. Mehr dazu im nächsten Ratgeber.

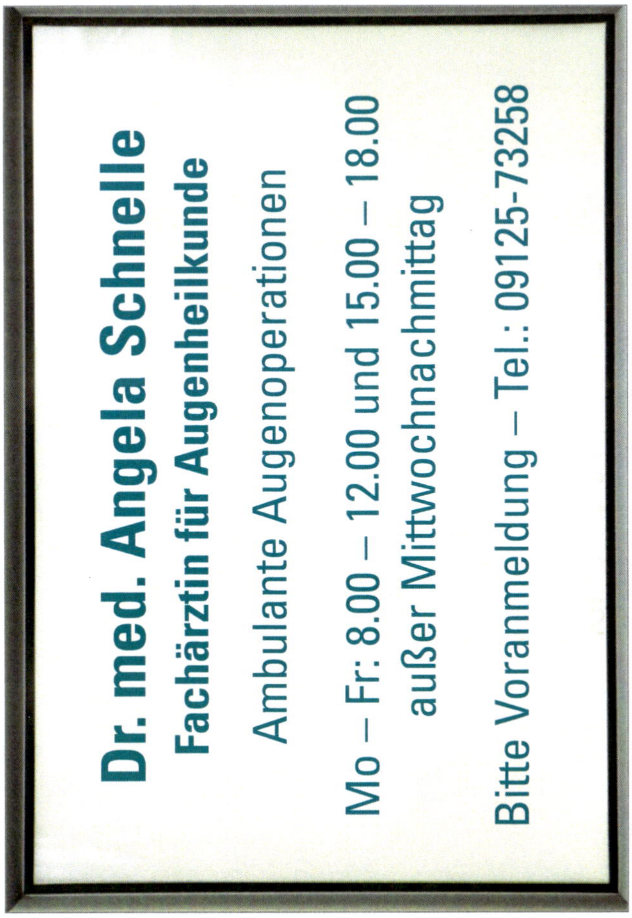
Dr. med. Angela Schnelle
Fachärztin für Augenheilkunde
Ambulante Augenoperationen
Mo – Fr: 8.00 – 12.00 und 15.00 – 18.00
außer Mittwochnachmittag
Bitte Voranmeldung – Tel.: 09125-73258

A

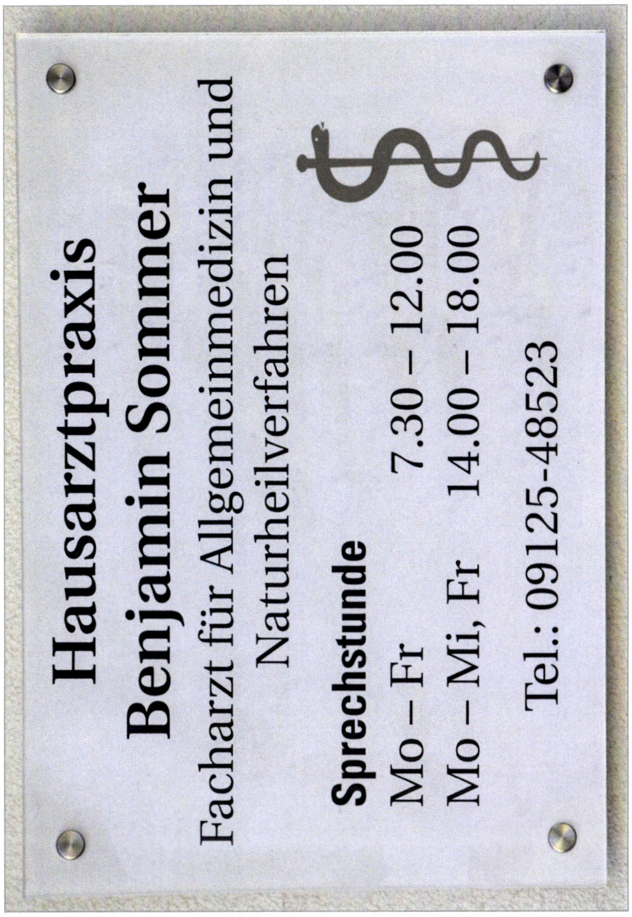
Hausarztpraxis
Benjamin Sommer
Facharzt für Allgemeinmedizin und
Naturheilverfahren
Sprechstunde
Mo – Fr 7.30 – 12.00
Mo – Mi, Fr 14.00 – 18.00
Tel.: 09125-48523

B

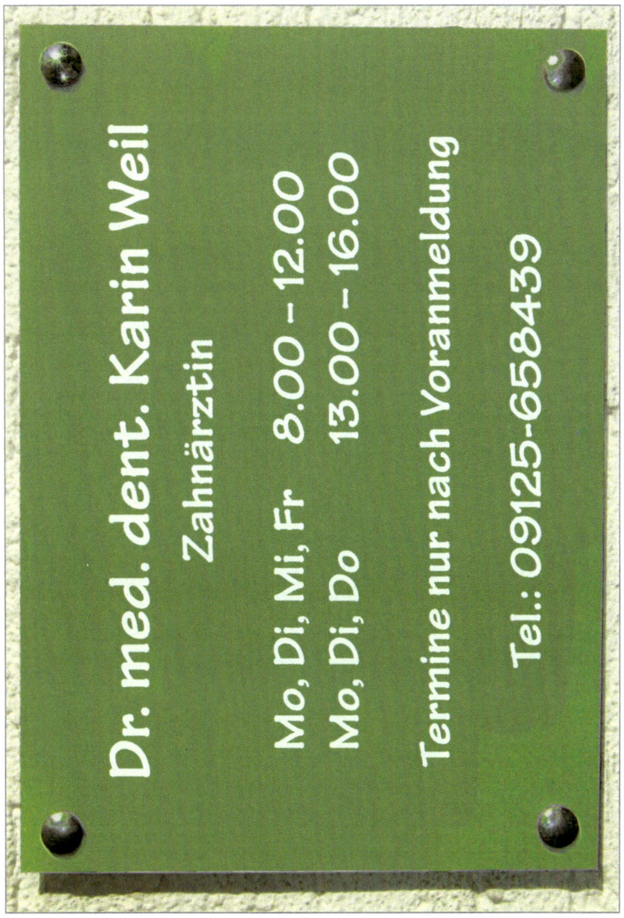
Dr. med. dent. Karin Weil
Zahnärztin
Mo, Di, Mi, Fr 8.00 - 12.00
Mo, Di, Do 13.00 - 16.00
Termine nur nach Voranmeldung
Tel.: 09125-658439

C

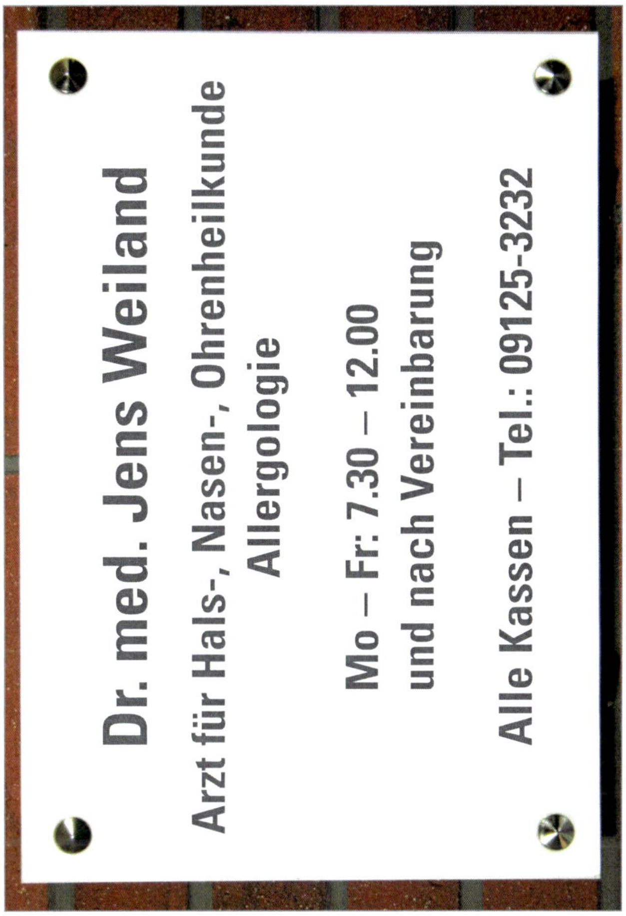
Dr. med. Jens Weiland
Arzt für Hals-, Nasen-, Ohrenheilkunde
Allergologie
Mo – Fr: 7.30 – 12.00
und nach Vereinbarung
Alle Kassen – Tel.: 09125-3232

D

Gesundheitsratgeber: Normalgewicht

Seit vielen Jahren steigt in den Industrieländern die Zahl der Menschen, die zu viel wiegen. Die Mediziner ermitteln das Übergewicht nach dem „Body-Mass-Index“ (BMI, Körpergewichts-Index), der sich wie folgt errechnet:

$$\text{BMI} = \frac{\text{Körpergewicht in kg}}{(\text{Körpergröße in m})^2}$$

Jemand, der 78 kg wiegt und 1,80 m groß ist, hat einen BMI von ca. 24:

$$\text{BMI} = \frac{78}{(1{,}80)^2} = 24{,}07$$

Die BMI-Werte werden wie folgt verstanden:

BMI unter 18,5	Untergewicht
BMI 18,5 – 25	Normalgewicht
BMI 25 – 30	Übergewicht
BMI 30 – 40	Fettleibigkeit
BMI über 40	starke Fettleibigkeit

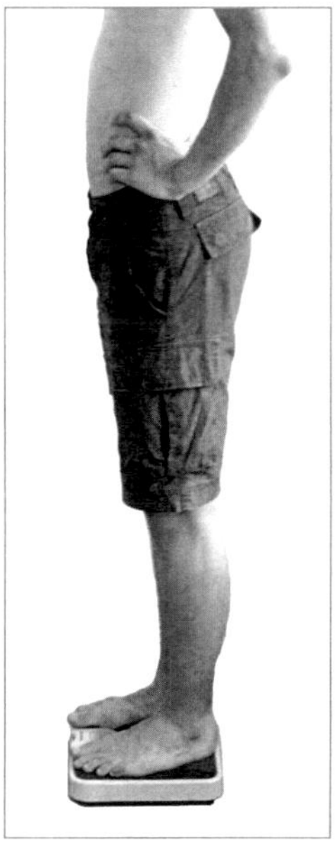

Doch zeigt ein BMI zwischen 18,5 und 25 wirklich „Normalgewicht“ an? Viele Untersuchungen haben ergeben, dass bei einem BMI zwischen 25 und 35 das Sterberisiko niedriger ist als bei „Normalgewichtigen“. Erst bei einem BMI von 35 und mehr ist das Sterberisiko stark erhöht.

Andererseits ist bekannt, dass Menschen mit einem hohen Gewicht öfter an Diabetes, Herz-Kreislauf-Erkrankungen und Krebs leiden als Menschen mit „Normalgewicht“.

Hier ist also noch vieles unklar. Deshalb sollten wir mit unserem Gewicht etwas entspannter umgehen und nicht nach jedem guten Essen gleich eine Diät machen.

Valentina

Ihre Friseurin im Zentrum

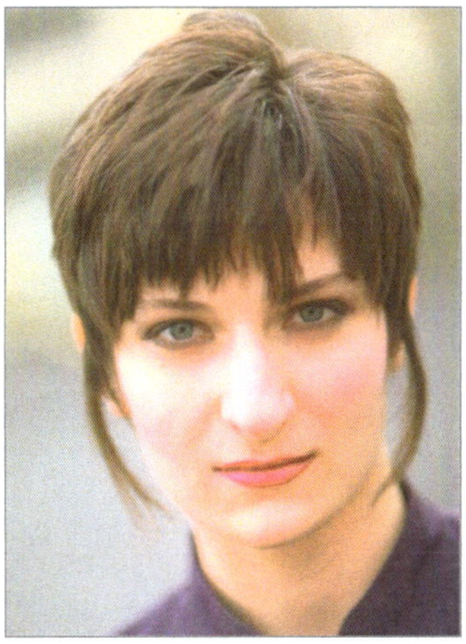

Unsere Leistungen

Damen

• Trockenschnitt	17,00 €
• Waschen, schneiden u. fönen	32,00 €
• Farbe	25,00 €
• Dauerwelle	28,00 €
• Strähnen	18,00 €

Herren

• Trockenschnitt	14,00 €
• Waschen, schneiden u. fönen	20,00 €
• Strähnen	15,00 €

Kinder (bis 15 Jahre)

• Trockenschnitt	10,00 €
• Waschen, schneiden u. fönen	15,00 €

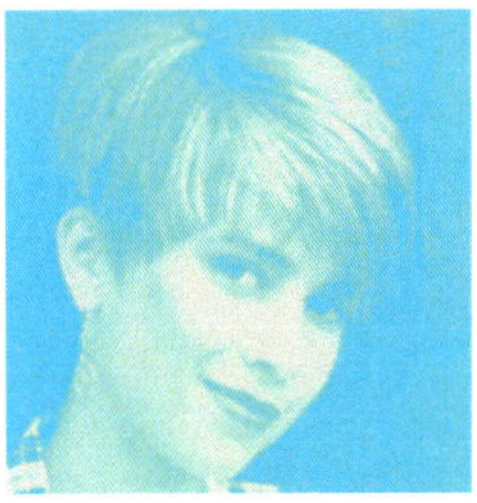

Unsere Öffnungszeiten
Di – Fr: 9 Uhr – 18 Uhr
Sa.: 8 Uhr – 14 Uhr

Tel.: 07772-8563

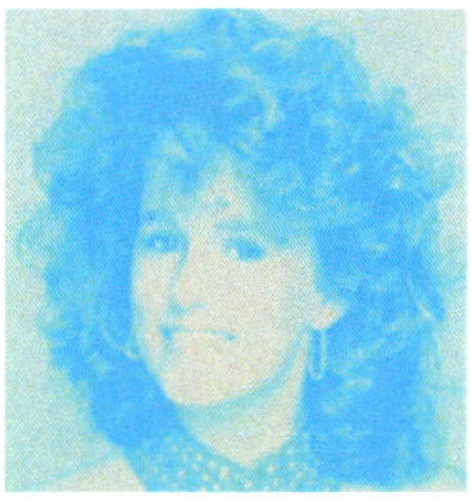

WITT weiden

Aktuelle Mode für Sie!

Für den Alltag

34,99 €

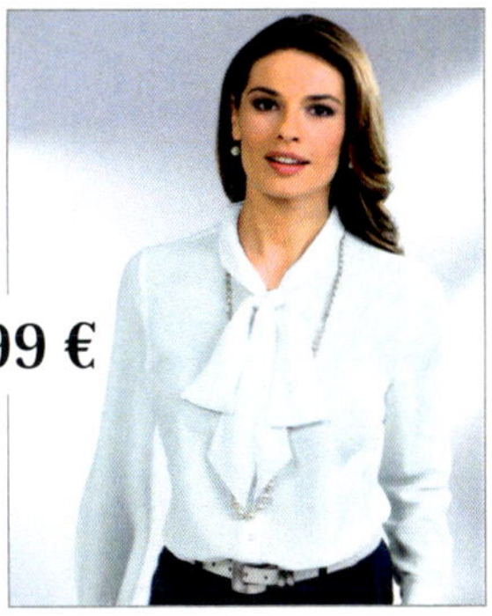

Weiße **Bluse**, leicht tailliert, mit Schluppe am Kragen, 100% Polyester.

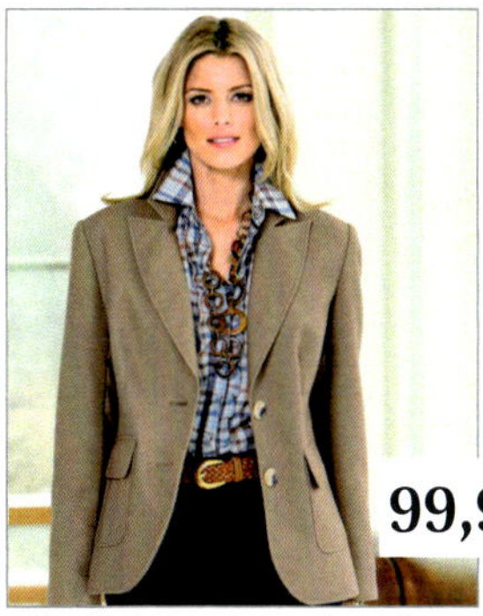

99,95 €

Sportlicher **Blazer**, camel, gute Passform. 65% Polyester, 35% Viskose.

60,95 €

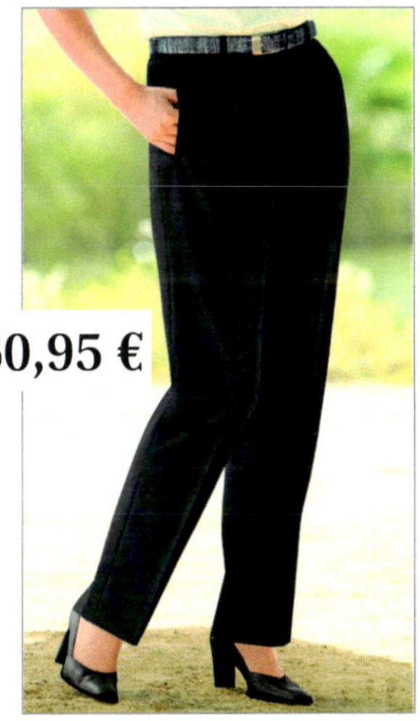

Schwarze **Hose**, gute Passform. 54% Polyester, 2% Elasthan, 44% Schurwolle, . (ohne Gürtel)

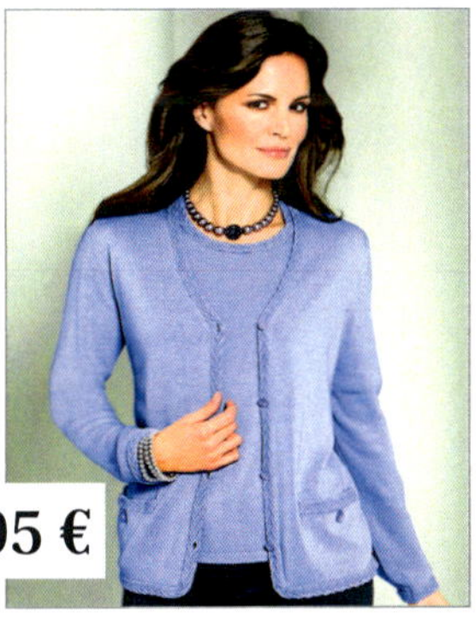

66,95 €

Twinset, lavendel, Strickjacke u. Halbarm-Pullover. 100% Polyacryl.

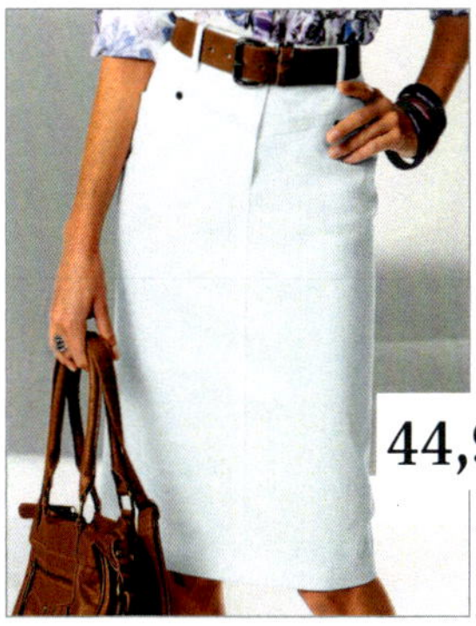

44,99 €

Flotter **Jeans-Rock**, weiß, 97% Baumwolle, 3% Elasthan. (ohne Gürtel)

Für Feste und Feiern

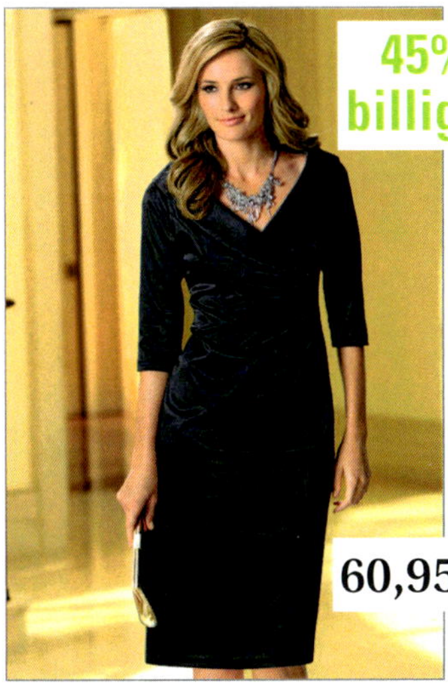

60,95 €

Elegantes **Kleid** in Schwarz, zeitlos, Gehschlitz hinten. 100% Polyester.

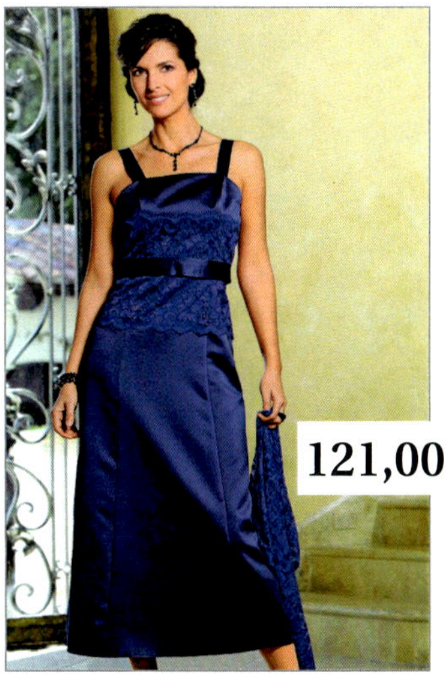

121,00 €

Kleid u. **Bolero-Jäckchen**, pflaume, hochwertig verarbeitet. 100% Polyester.

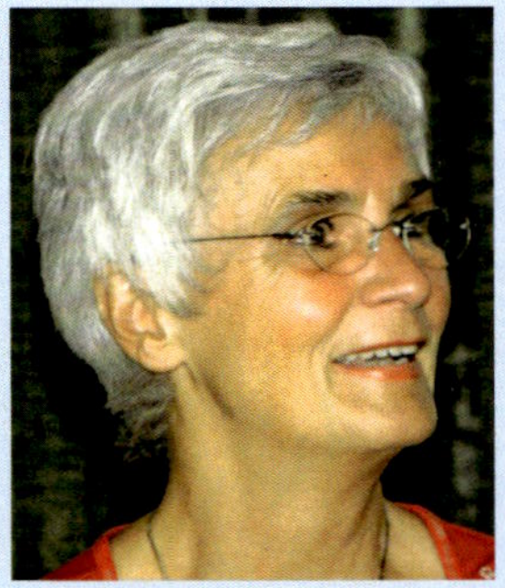

Einladung

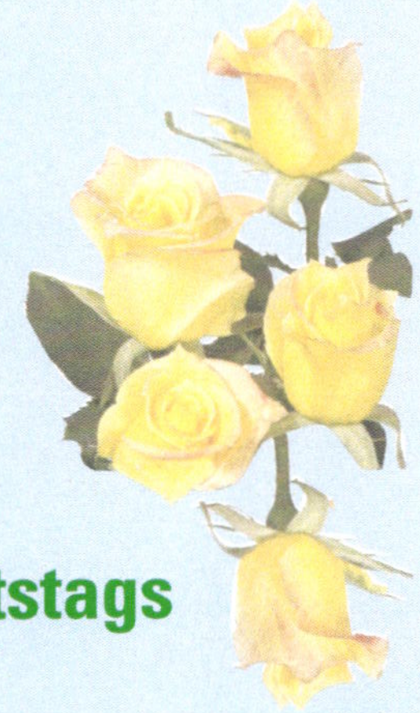

zur Feier meines **60.** Geburtstags

Wann? Am 15. Juni, 17 Uhr
Wo? Im Hotel „Zum Goldenen Adler“
Rathausgasse 1

Bringt viel gute Stimmung mit – für Essen, Trinken und Unterhaltung ist gesorgt. Eine Kapelle spielt zum Tanz auf.
Auf einen wunderschönen Abend freut sich
Eure

Sabine

Zusagen bis zum 20. Mai – Tel.: 08813-56297
Sabine Lenz, Heinestr. 43, 82495 Limbach

T30

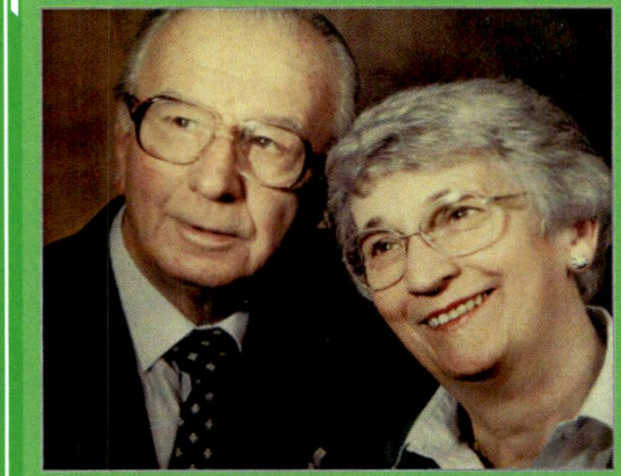

Einladung

zu unserer

Goldenen Hochzeit

Im Mai sind wir 50 Jahre verheiratet und feiern unsere Goldene Hochzeit. Dazu laden wir Euch herzlich ein.

- Unser Fest findet am Samstag, den 4. Mai, statt. Beginn: 15 Uhr.
- Wir feiern im Gasthaus „Traube“ in Korbach (Postgasse 34).

Auf Euer Kommen freuen sich

Waltraud und *Norbert*

Bitte gebt uns bald Bescheid, ob Ihr kommt.
Tel.: 05629-92578, E-Mail: walnor@gmx.de

T31

SEEBLICK NR. 113
SAMSTAG, 15. JUNI 2013

FAMILIENANZEIGEN 37

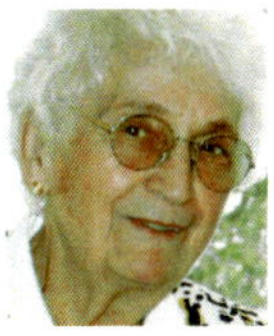

Heute wirst Du 80 Jahr'.
Ist das nicht ganz wunderbar!

Alles Gute zum Geburtstag,
Gesundheit und Lebensfreude
wünschen Dir, liebe Oma Ruth,
Deine Enkel und Urenkel

Felix, Miriam,

Sabine, Thomas

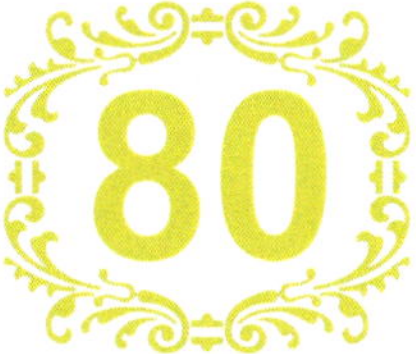

A

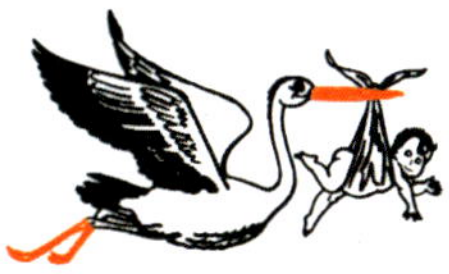

Hurra! Hurra!
Alexander ist da!

Am Sonntag, den 7. Juni,
hat unser Sohn

Alexander Matthias

um 9.42 Uhr in Radolfzell das
Licht der Welt erblickt.

Die glücklichen Eltern

Bettina & Markus Roth

B

45 Jahre sind genug!

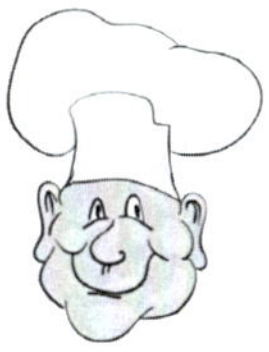

Lieber Walter, wir
wünschen Dir einen
guten Einstieg in
den Ruhestand.

Die Kochlöffel schwingst Du
jetzt nur noch zu Hause.
Und ansonsten ...
Alle Neune!

Deine Kegelbrüder

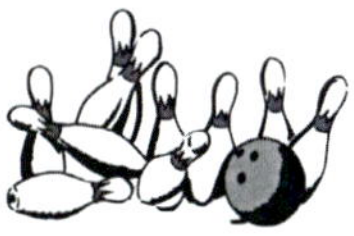

C

Eltern, holt die Kinder rein,
der Leo hat den Führerschein!

Wir gratulieren Dir zur
bestandenen Führerschein-
prüfung und wünschen Dir
„Gute, unfallfreie Fahrt!"

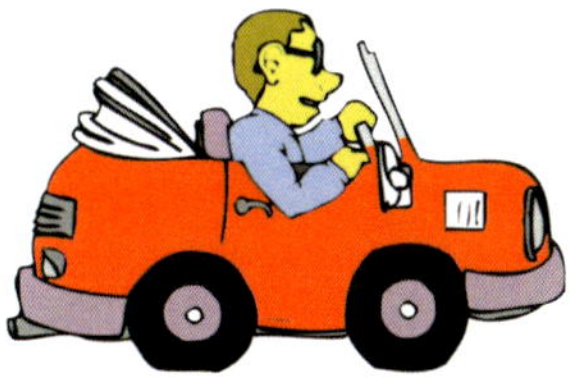

Deine
Großeltern

Karin & Kurt

D

Mit einer Anzeige im SEEBLICK ...

- *machen Sie Ihren Lieben eine Freude!*
- *informieren Sie Ihre Freunde und Bekannten!*

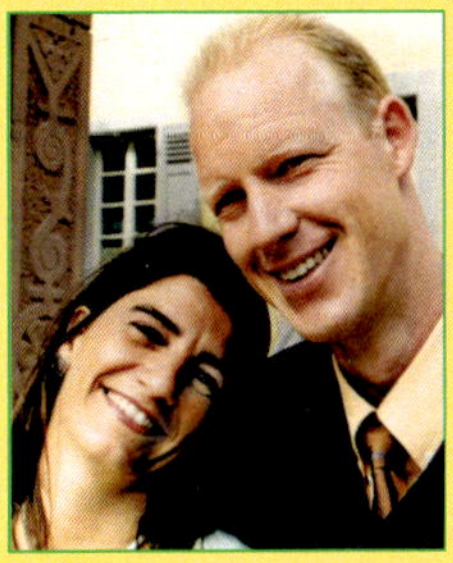

Wir heiraten

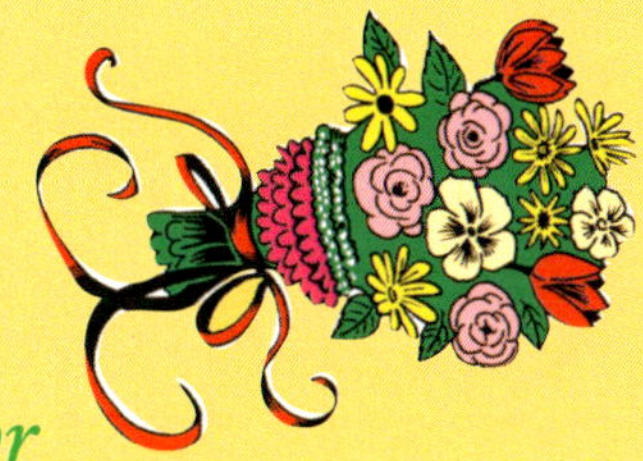

und würden uns sehr freuen, wenn Ihr
diesen besonderen Tag mit uns verbringen würdet.

Das JA-Wort geben wir uns am Samstag, den 29. Juni 2013.
Standesamt: 11 Uhr im Rathaus Waldheim
Kirche: 13 Uhr in der Markuskirche Waldheim

Ab 16 Uhr feiern wir gemeinsam im Jagdschlösschen am See.

Bitte teilt uns bis zum 15. Mai mit, ob Ihr mit uns feiern könnt.

Martina Wehrle Lenzstr. 18 B, 54287 Waldheim
Carsten Braun Tel.: 06529 6379

T33

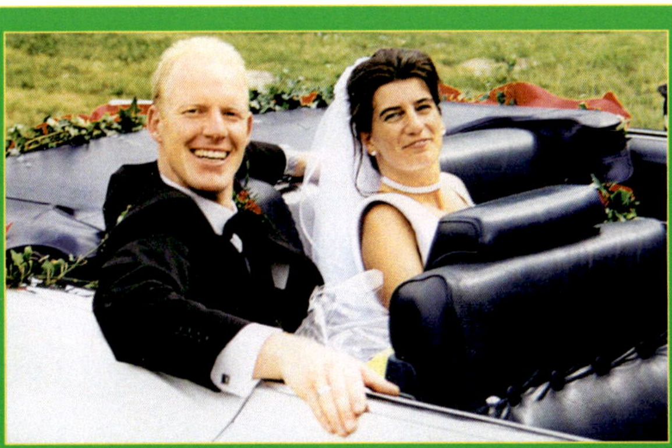

Danke!

Unsere Hochzeit war traumhaft schön, und Ihr habt dazu beigetragen! Dafür danken wir Euch allen!

Unser besonderer Dank geht an
- Pfarrer Lempp für seine persönlichen Worte bei der Trauung;
- unsere Eltern, die uns in allem grenzenlos unterstützt haben;
- Tante Gaby und Joschka, die tollen „Moderatoren" auf der Feier.

Wir werden den Tag nie vergessen. Die glücklichen Neu-Vermählten

Martina Wehrle-Braun
Waldheim, im Juli 2013 Carsten Braun

T34

Geschenkideen für Sie und Ihn

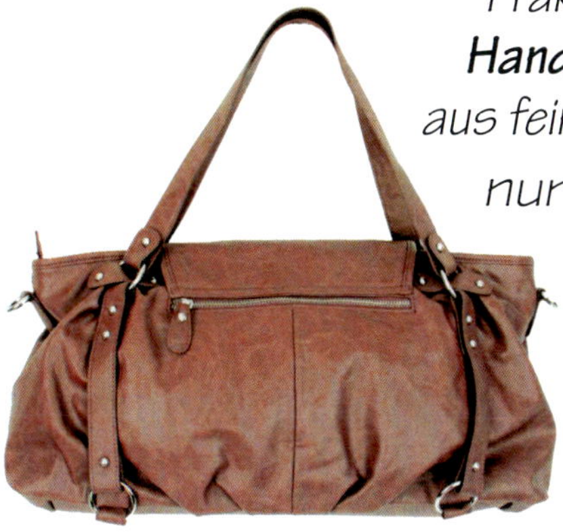

Praktische
Handtasche
aus feinem Leder
nur **99 €**

Elegante
Krawatte
aus Seide
nur **43 €**

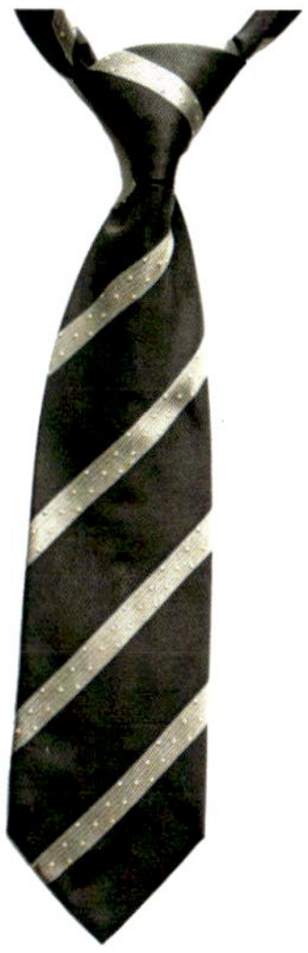

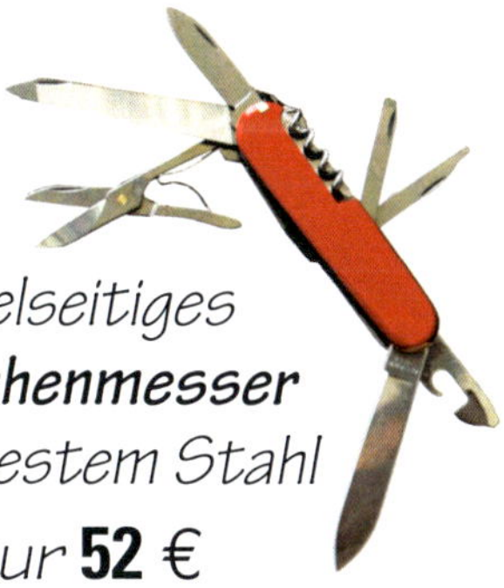

Vielseitiges
Taschenmesser
aus bestem Stahl
nur **52 €**

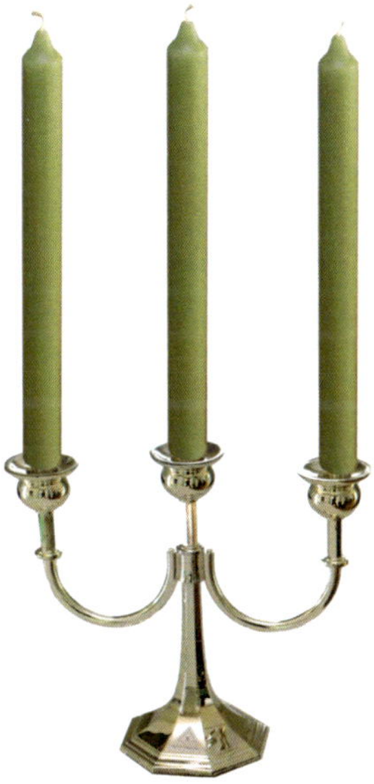

Wertvoller
Kerzenleuchter
aus schwerem Silber
nur **57 €**

Edle **Standuhr**
Das Schmuckstück
für Ihr Wohnzimmer!
nur **62 €**

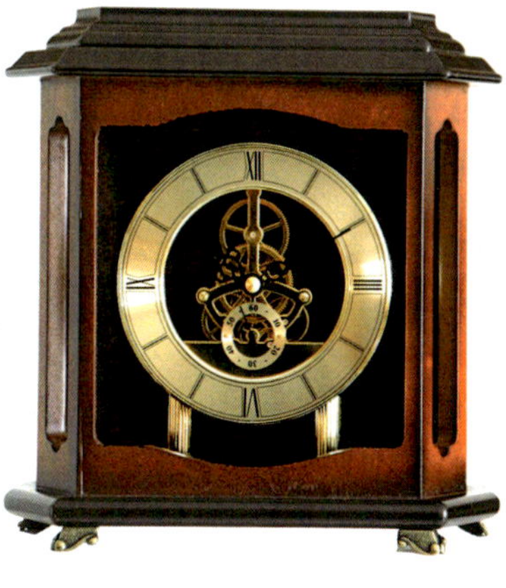

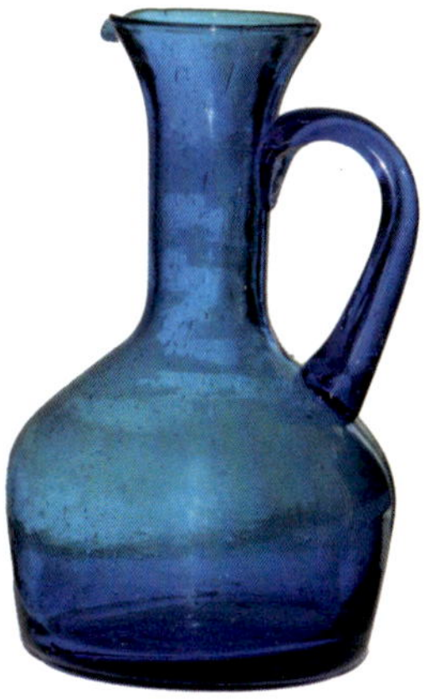

Designer-**Vase**
aus wertvollem Glas
nur **78 €**

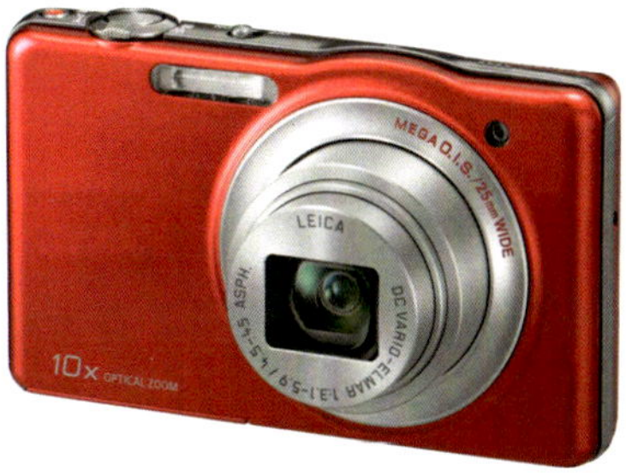

Leistungsfähige
Digitalkamera
Elegant, passt in
jede Handtasche
nur **159 €**

1000 Geschenkideen in Ihrem Fachgeschäft GESCHENKT (Siebertstraße 2B).
Auch im Internet unter „www.geschenkt.de"

T36: S. 60 – T37: S. 61

Fahrkarte
1 Erwachsener
Gültig am: 29.10.2013

DIE BAHN

VON	NACH	KLASSE
Frankfurt/M. Hbf.	Dresden Hbf.	2

*Preis EUR ***92,00 €*

MWST D: ***92,00 19,0% = ***14,69
00888435466321 EC-Cash

Frankfurt/M.
1.10.2013 10:58

T36

Verkehrsverbund Bodensee
Fahrplan Stockach – Radolfzell (Auszug)

Montag bis Freitag

Stockach	Nenzingen	Wahlwies	Stahringen	Radolfzell
12.16	12.20	12.23	12.27	12.34
12.46	12.50	12.53	12.57	13.04
13.16	13.20	13.23	13.27	13.34

Samstag / Sonntag

Stockach	Nenzingen	Wahlwies	Stahringen	Radolfzell
12.16	12.20	12.23	12.27	12.34
13.16	13.20	13.23	13.27	13.34

T37

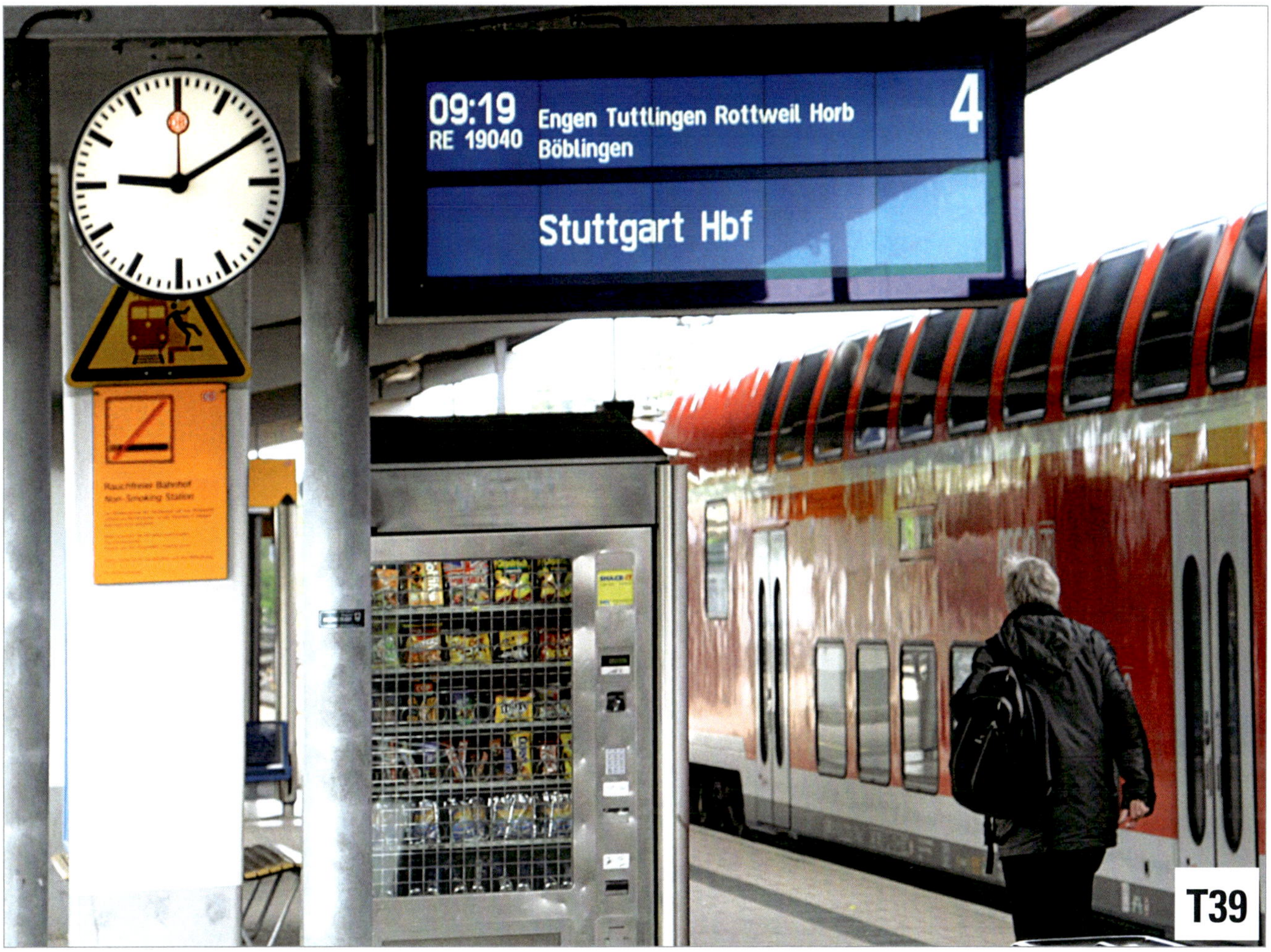
09:19
RE 19040
Engen Tuttlingen Rottweil Horb
Böblingen
4
Stuttgart Hbf
T39

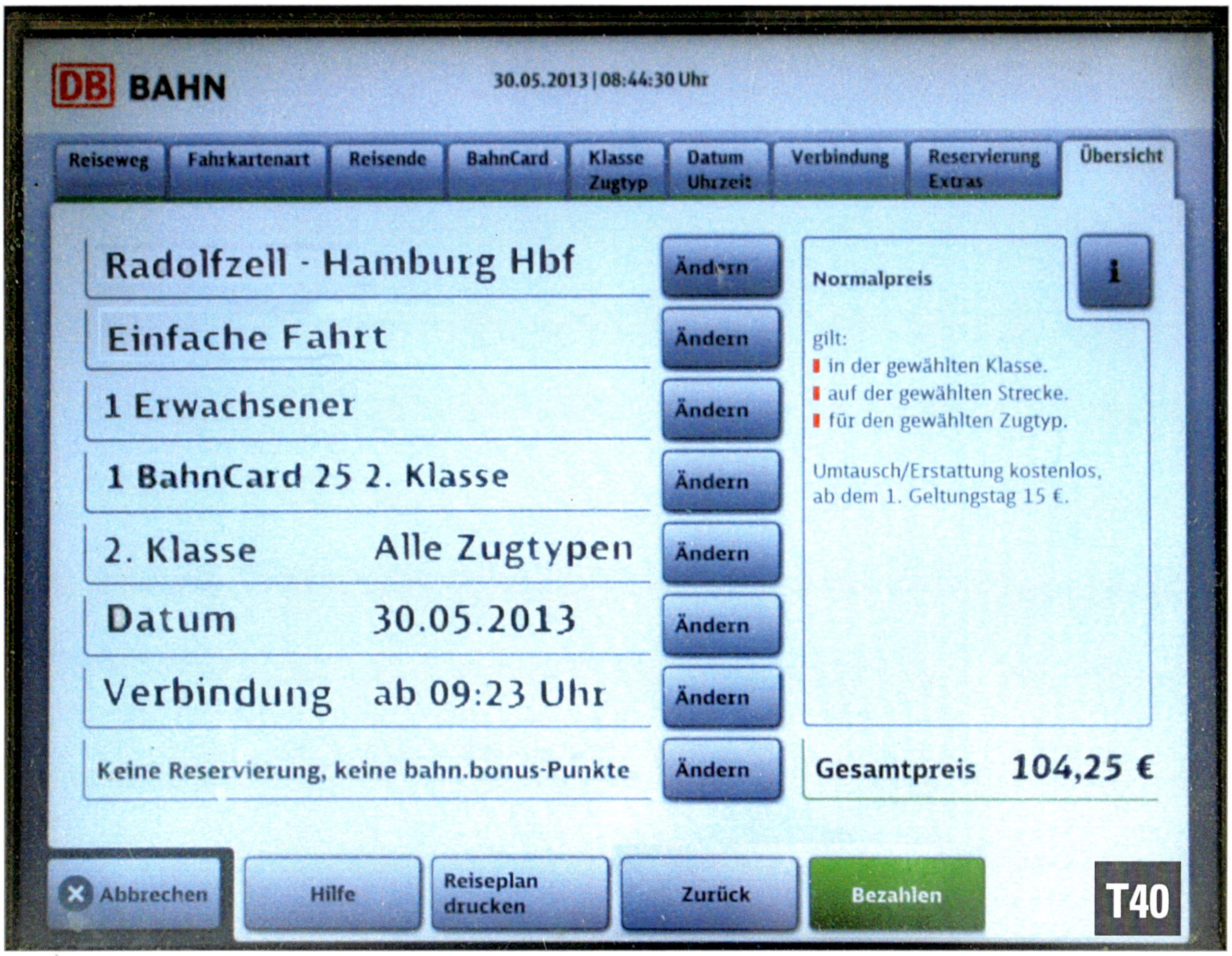
DB BAHN
30.05.2013 | 08:44:30 Uhr
Reiseweg
Fahrkartenart
Reisende
BahnCard
Klasse Zugtyp
Datum Uhrzeit
Verbindung
Reservierung Extras
Übersicht
Radolfzell - Hamburg Hbf
Ändern
Einfache Fahrt
Ändern
1 Erwachsener
Ändern
1 BahnCard 25 2. Klasse
Ändern
2. Klasse Alle Zugtypen
Ändern
Datum 30.05.2013
Ändern
Verbindung ab 09:23 Uhr
Ändern
Keine Reservierung, keine bahn.bonus-Punkte
Ändern
Normalpreis
i
gilt:
in der gewählten Klasse.
auf der gewählten Strecke.
für den gewählten Zugtyp.
Umtausch/Erstattung kostenlos,
ab dem 1. Geltungstag 15 €.
Gesamtpreis 104,25 €
Abbrechen
Hilfe
Reiseplan drucken
Zurück
Bezahlen
T40

Bodensee-Schifffahrt
Überlinger See

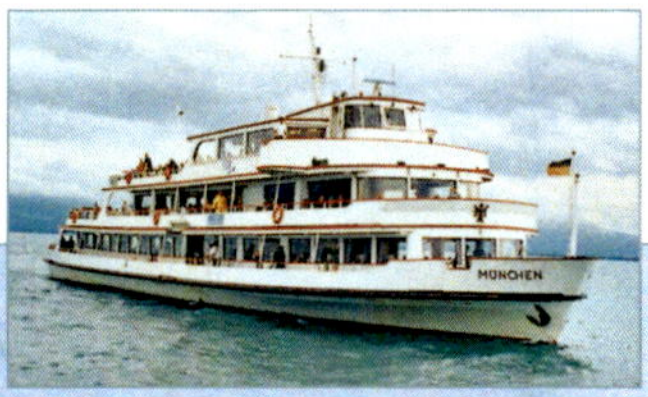

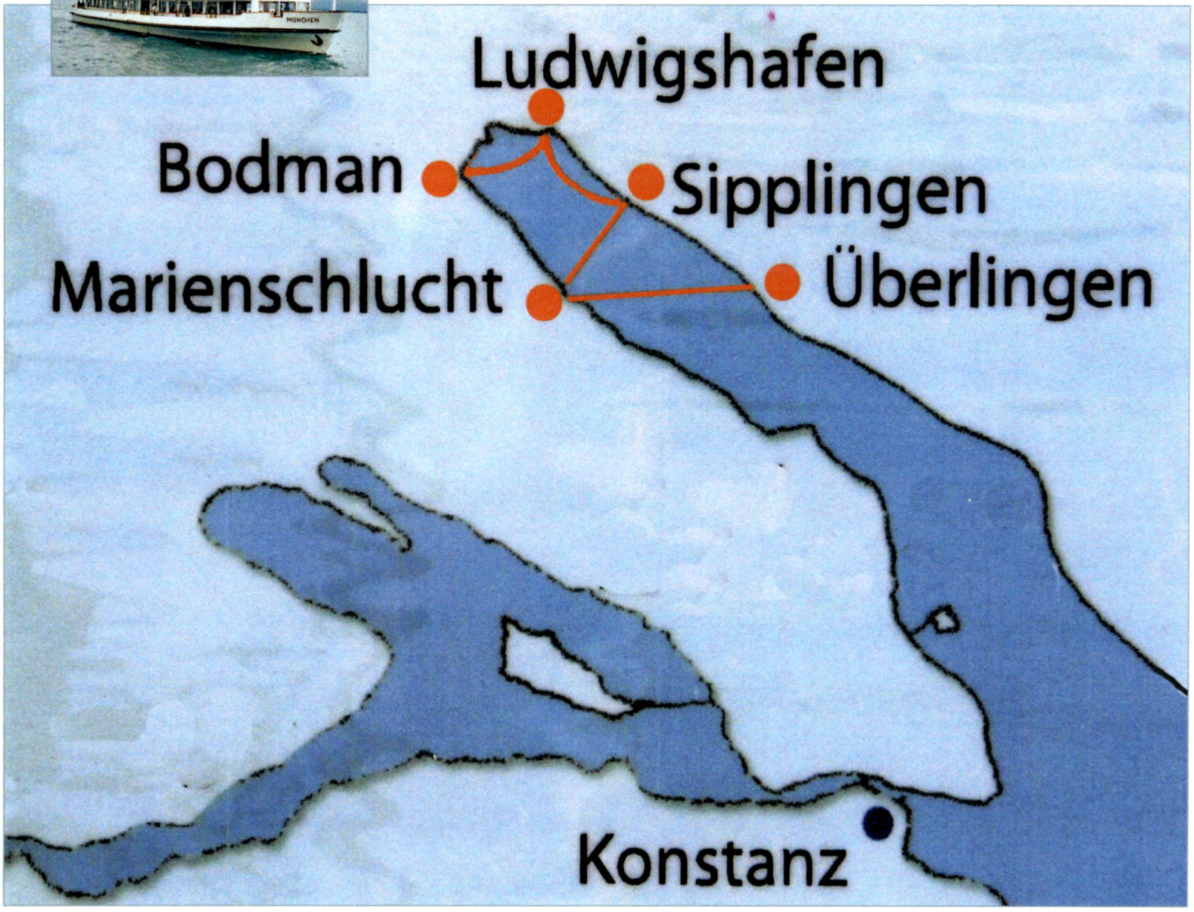

Von Überlingen nach Bodman

Überlingen ab	11:00	14:00	17:00
Marienschlucht	11:25	14:25	17:25
Sipplingen	11:40	14:40	17:40
Ludwigshafen	12:00	15:00	18:00
Bodman an	12:15	15:15	18:15

Ihre Bahn

Die moderne Fahrkartenbuchung im Internet

>> Reisedaten 1 Erwachsener, 2. Klasse

>> Hinfahrt

von Köln Hbf 20.10.2013

nach Salzburg Hbf

Ihre Fahrtmöglichkeiten

Datum	Zeit	Dauer	Umsteigen	Züge	Preis
20.10.2012	ab: 07.55 an: 14.42	6:47	1	ICE, RE	99,00 € Buchen!
20.10.2012	ab: 08.53 an: 16.42	7:49	2	EC, ICE	119,00 € Buchen!
20.10.2012	ab: 08.55 an: 15.42	6:47	2	ICE, RE	139,00 € Buchen!
20.10.2012	ab: 09.18 an: 17.42	8:24	2	IC, ICE, RE	123,00 € Buchen!
20.10.2012	ab: 09.27 an: 16.09	6:42	2	IRE, ICE	108,00 € Buchen!

>> Details anzeigen **>> Anfrage ändern**

Sicher, zuverlässig und umweltfreundlich:
Ihre Bahn.

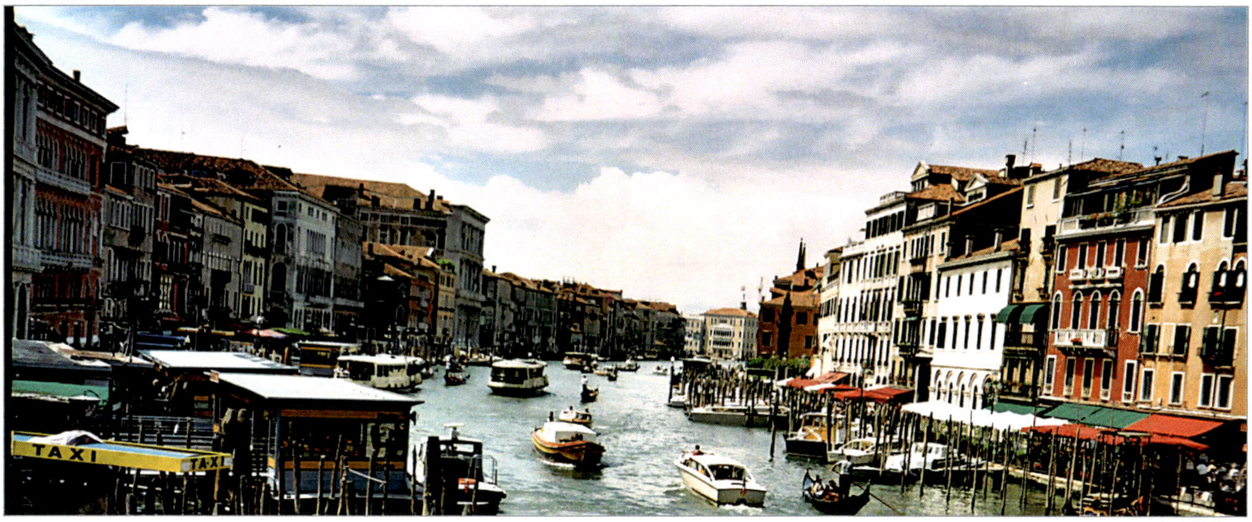

Café Venezia

Espresso	1,20 €
Tasse Kaffee	1,60 €
Cappuccino	2,20 €
Mineralwasser 0,5 l	2,30 €
Cola 0,3 l	1,70 €
Glas Pils 0,3 l	1,90 €

* * * *

Eisbecher Venezia	5,40 €
Kleine Portion Eis	2,80 €
Stück Obstkuchen	2,10 €
Stück Torte	2,50 €

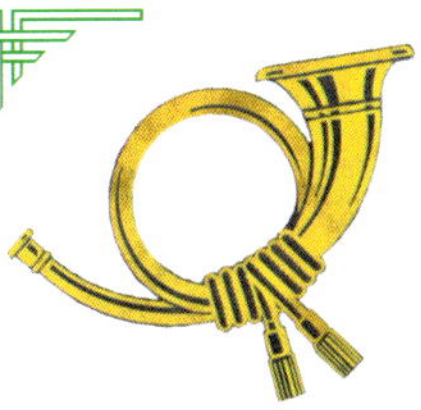

Restaurant Zur Post

375 Jahre Tradition

Speisekarte

Ungarische Gulaschsuppe *pikant, schmackhaft*	3,90 €
Hühnersuppe klar *mit Nudeleinlage*	2,95 €
* * * * *	
Schweineschnitzel *mit Pommes Frites und Salat der Saison*	7,90 €
Putenschnitzel paniert *mit Pommes Frites und Salat der Saison*	8,70 €
Rindsroulade nach Art des Hauses *mit Bandnudeln und Feldsalat*	12,40 €
Forelle Müllerin Art *mit Salzkartoffeln und Blattsalat*	12,90 €
* * * * *	
Tasse Kaffee	1,85 €
Glas Cola, Limonade, Eistee (0,3 l)	1,90 €
Pils vom Fass (0,3 l)	1,80 €
Wein, weiß oder rot (0,25 l)	2,90 €
* * * * *	
Eisbecher „Tropica“	4,20 €

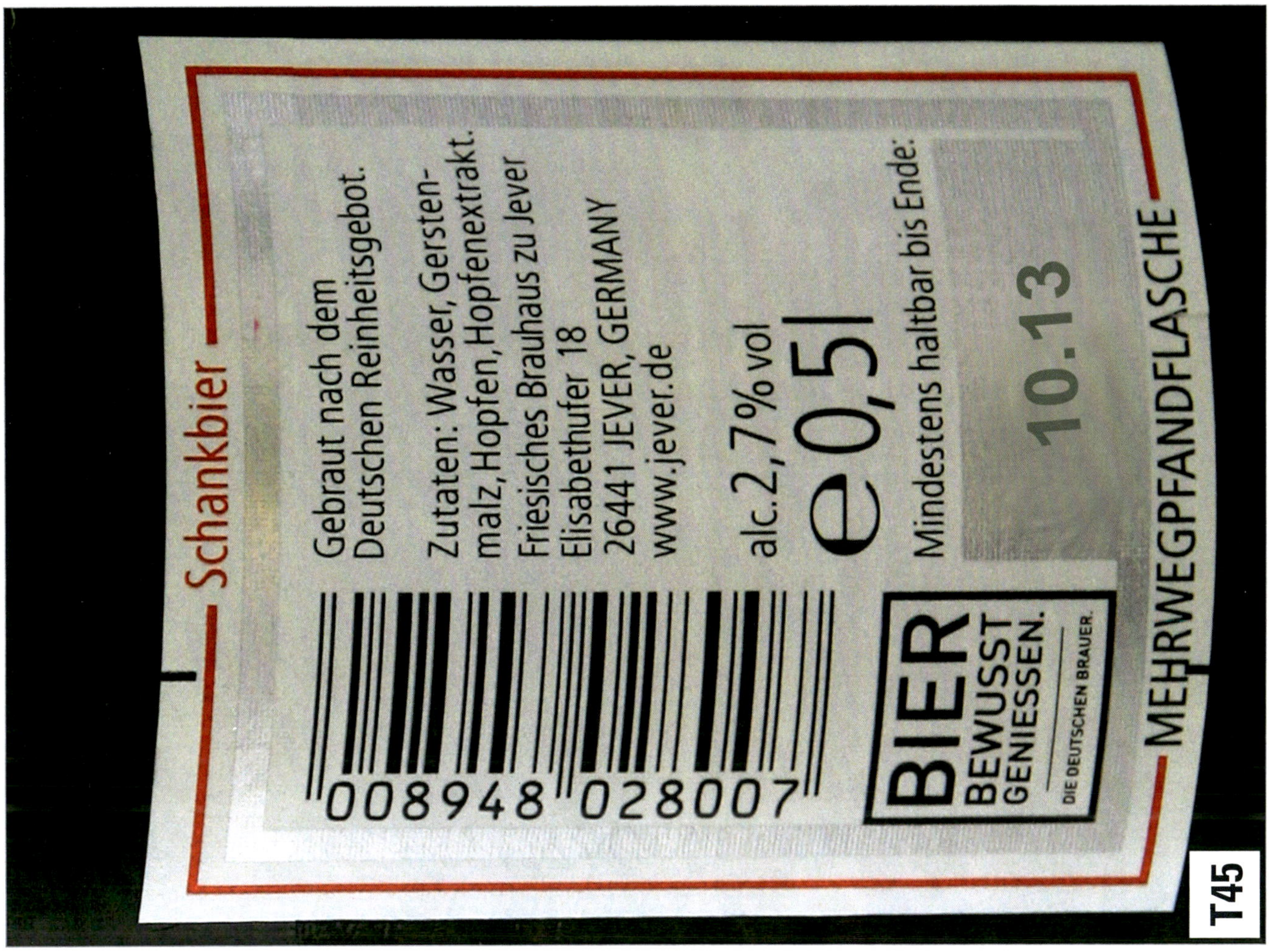
Schankbier
Gebraut nach dem Deutschen Reinheitsgebot.
Zutaten: Wasser, Gerstenmalz, Hopfen, Hopfenextrakt.
Friesisches Brauhaus zu Jever
Elisabethufer 18
26441 JEVER, GERMANY
www.jever.de
alc.2,7% vol
e 0,5 l
Mindestens haltbar bis Ende:
10.13
008948 028007
BIER BEWUSST GENIESSEN.
DIE DEUTSCHEN BRAUER.
MEHRWEGPFANDFLASCHE
T45

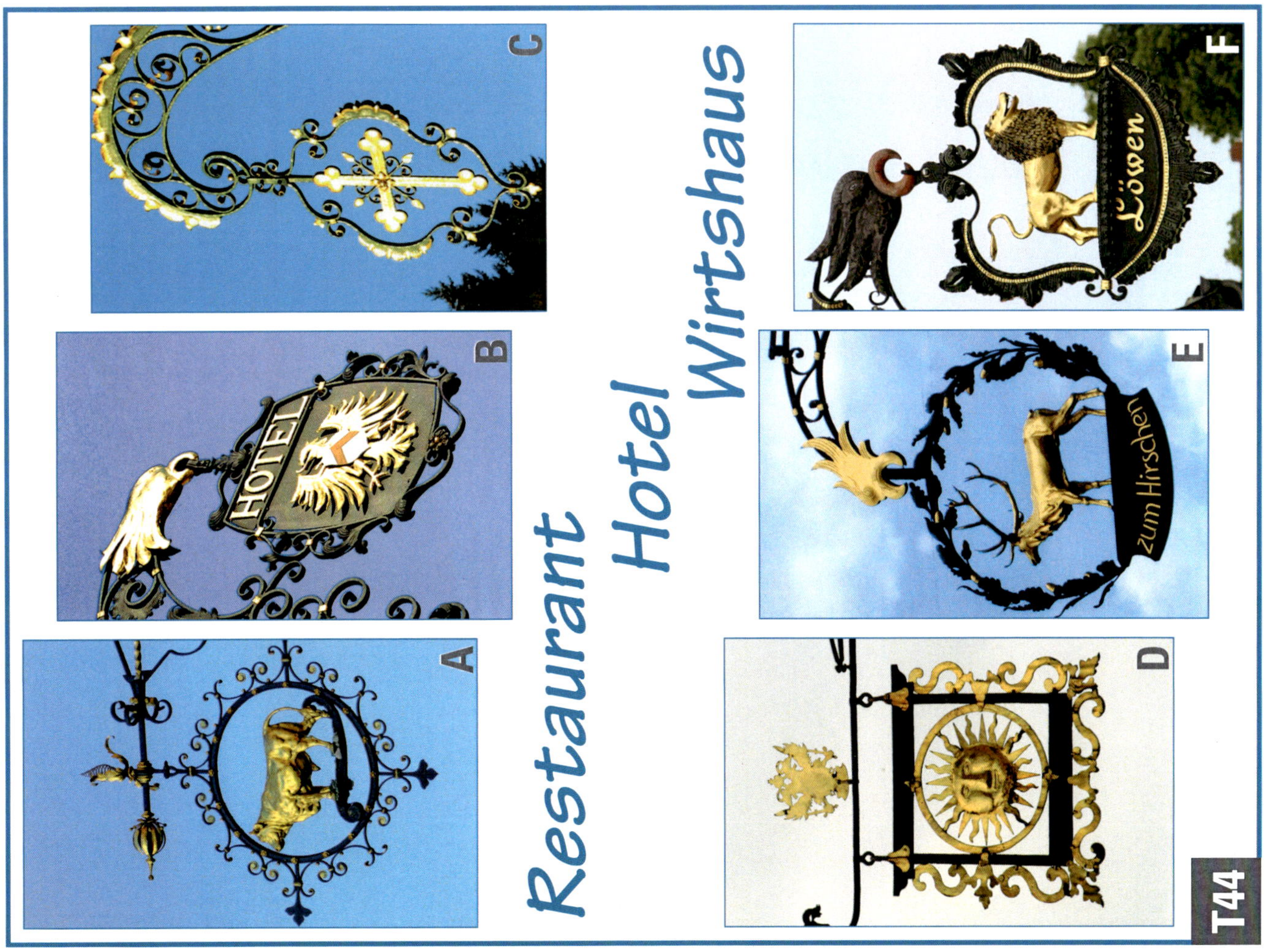
Restaurant
Hotel
Wirtshaus
A
B
HOTEL
C
D
E
zum Hirschen
F
Löwen
T44

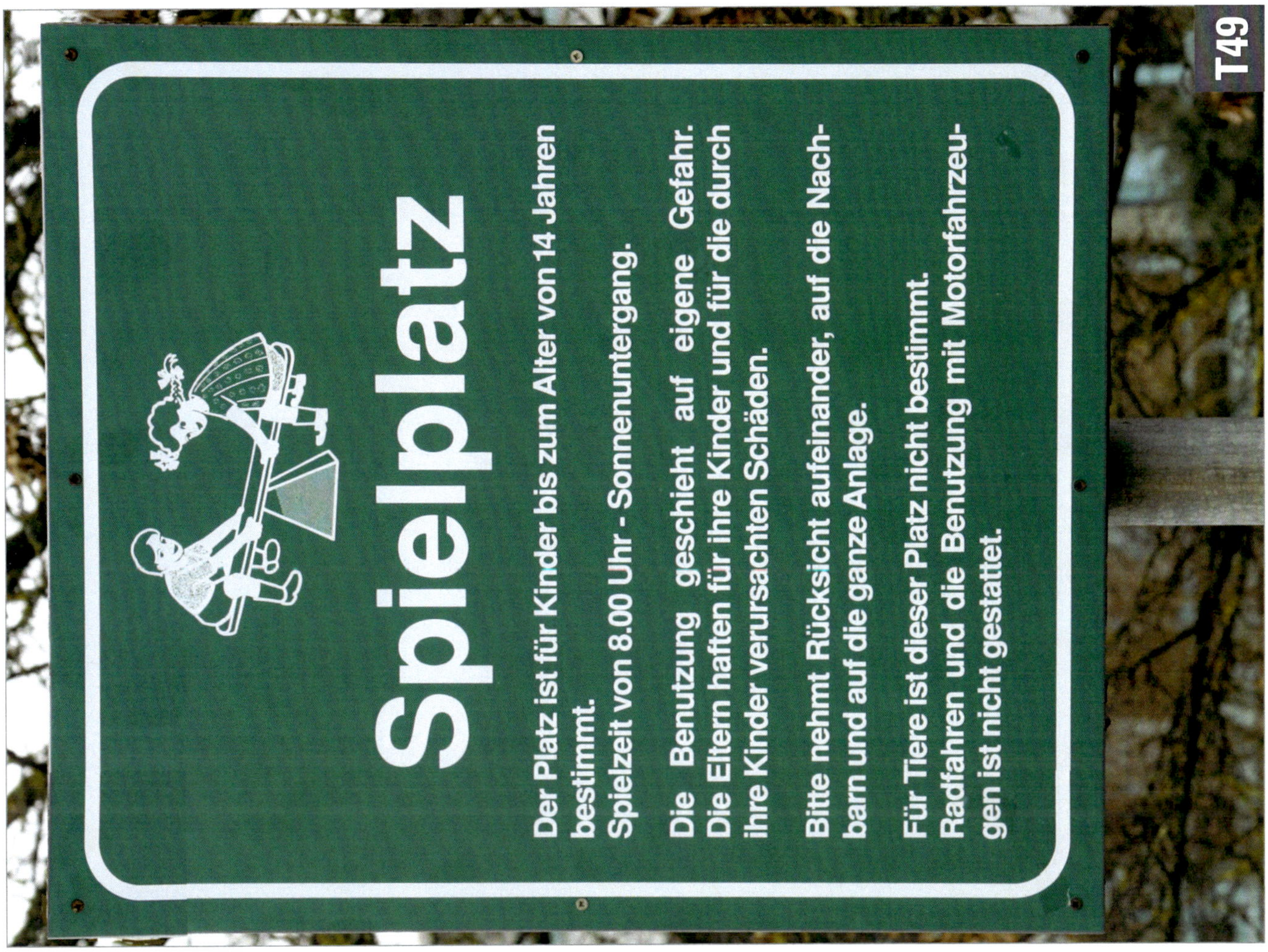
Spielplatz
Der Platz ist für Kinder bis zum Alter von 14 Jahren bestimmt.
Spielzeit von 8.00 Uhr - Sonnenuntergang.
Die Benutzung geschieht auf eigene Gefahr. Die Eltern haften für ihre Kinder und für die durch ihre Kinder verursachten Schäden.
Bitte nehmt Rücksicht aufeinander, auf die Nachbarn und auf die ganze Anlage.
Für Tiere ist dieser Platz nicht bestimmt.
Radfahren und die Benutzung mit Motorfahrzeugen ist nicht gestattet.

T49

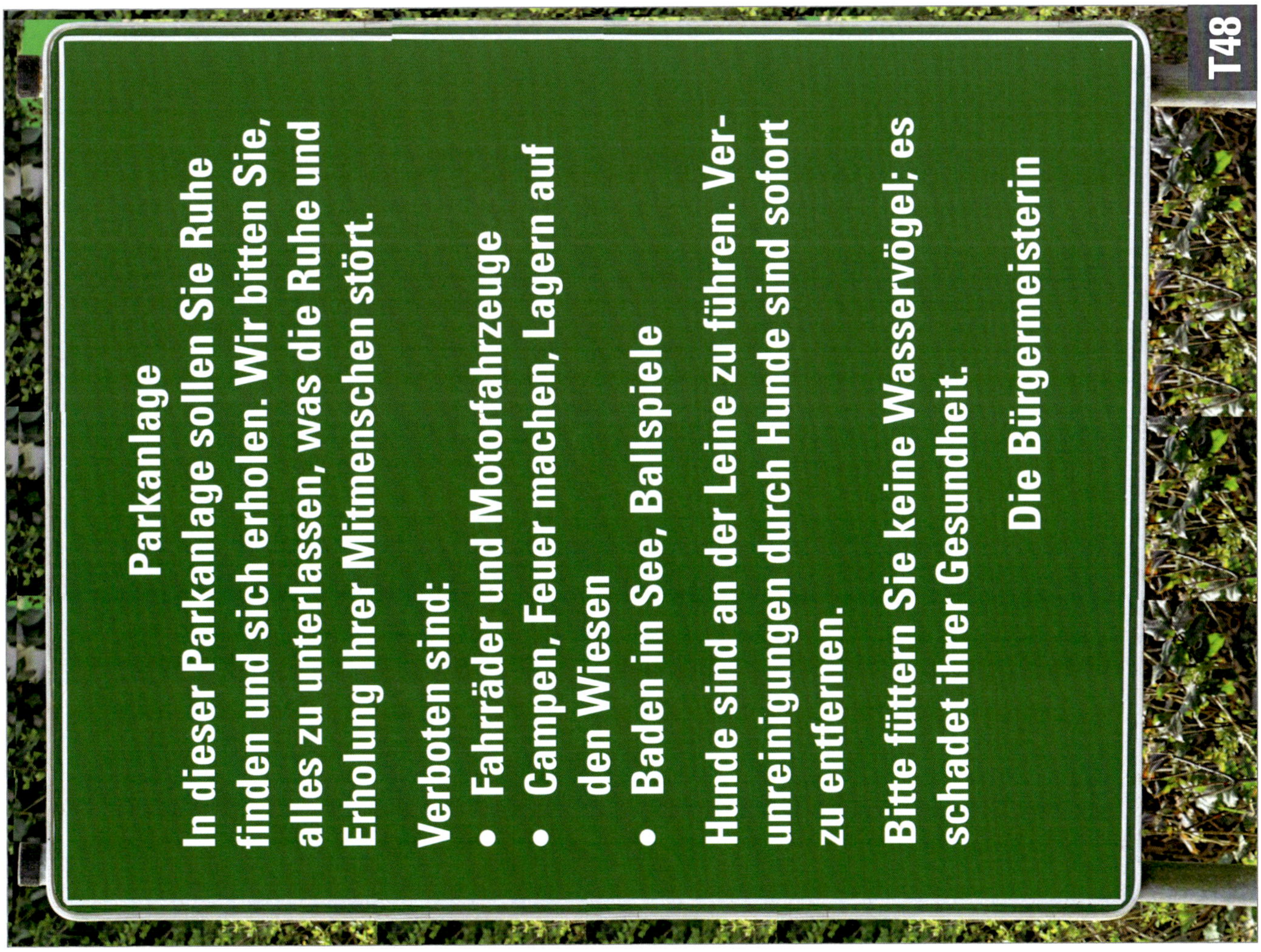
Parkanlage
In dieser Parkanlage sollen Sie Ruhe finden und sich erholen. Wir bitten Sie, alles zu unterlassen, was die Ruhe und Erholung Ihrer Mitmenschen stört.
Verboten sind:
• Fahrräder und Motorfahrzeuge
• Campen, Feuer machen, Lagern auf den Wiesen
• Baden im See, Ballspiele
Hunde sind an der Leine zu führen. Verunreinigungen durch Hunde sind sofort zu entfernen.
Bitte füttern Sie keine Wasservögel; es schadet ihrer Gesundheit.
Die Bürgermeisterin

T48

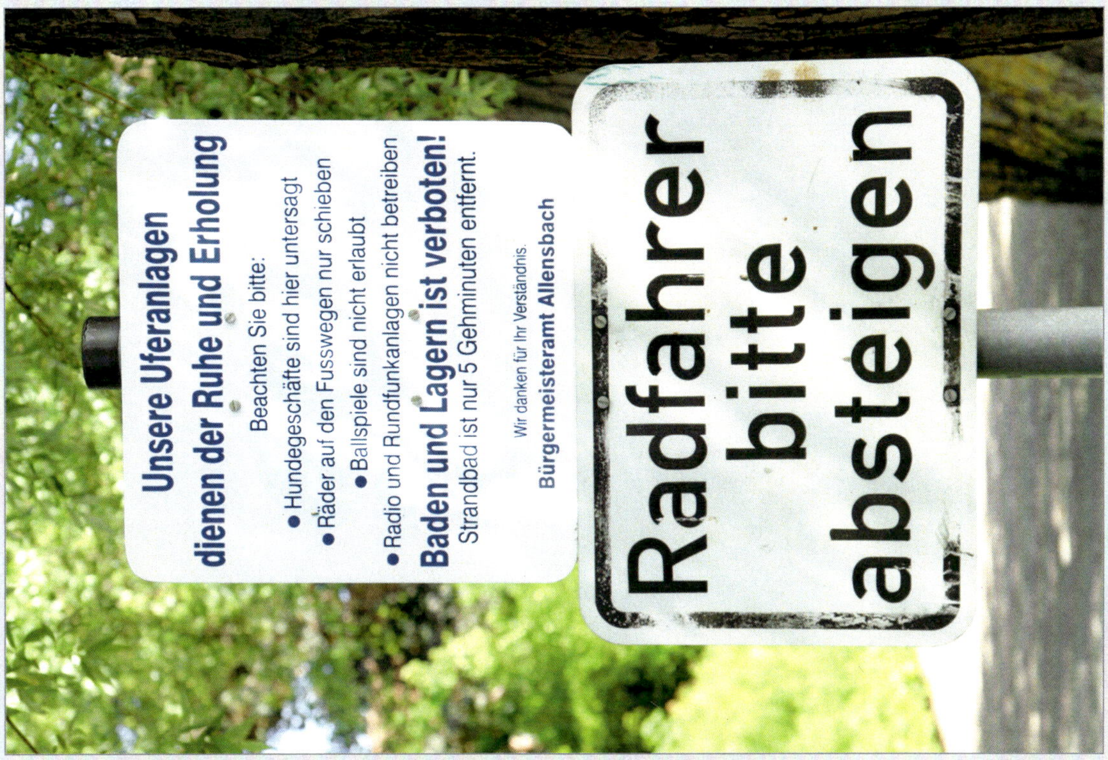
Unsere Uferanlagen
dienen der Ruhe und Erholung
Beachten Sie bitte:
• Hundegeschäfte sind hier untersagt
• Räder auf den Fusswegen nur schieben
• Ballspiele sind nicht erlaubt
• Radio und Rundfunkanlagen nicht betreiben
Baden und Lagern ist verboten!
Strandbad ist nur 5 Gehminuten entfernt.
Wir danken für Ihr Verständnis.
Bürgermeisteramt Allensbach
Radfahrer
bitte
absteigen

T47

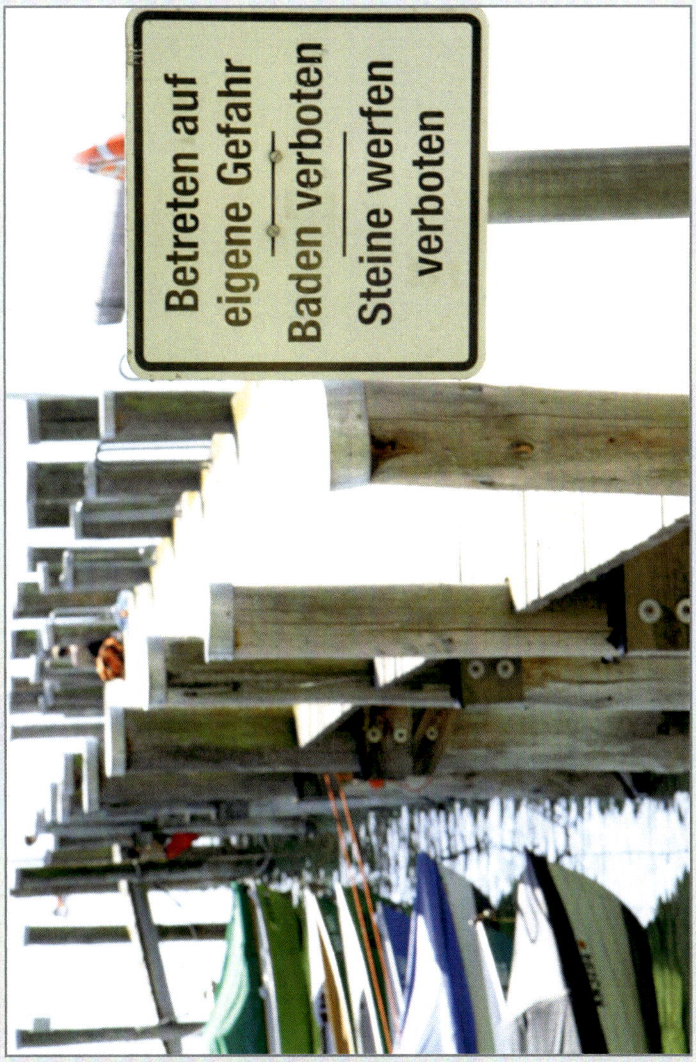
Betreten auf
eigene Gefahr
Baden verboten
Steine werfen
verboten

T46

T50: S. 78 – T51: S. 80

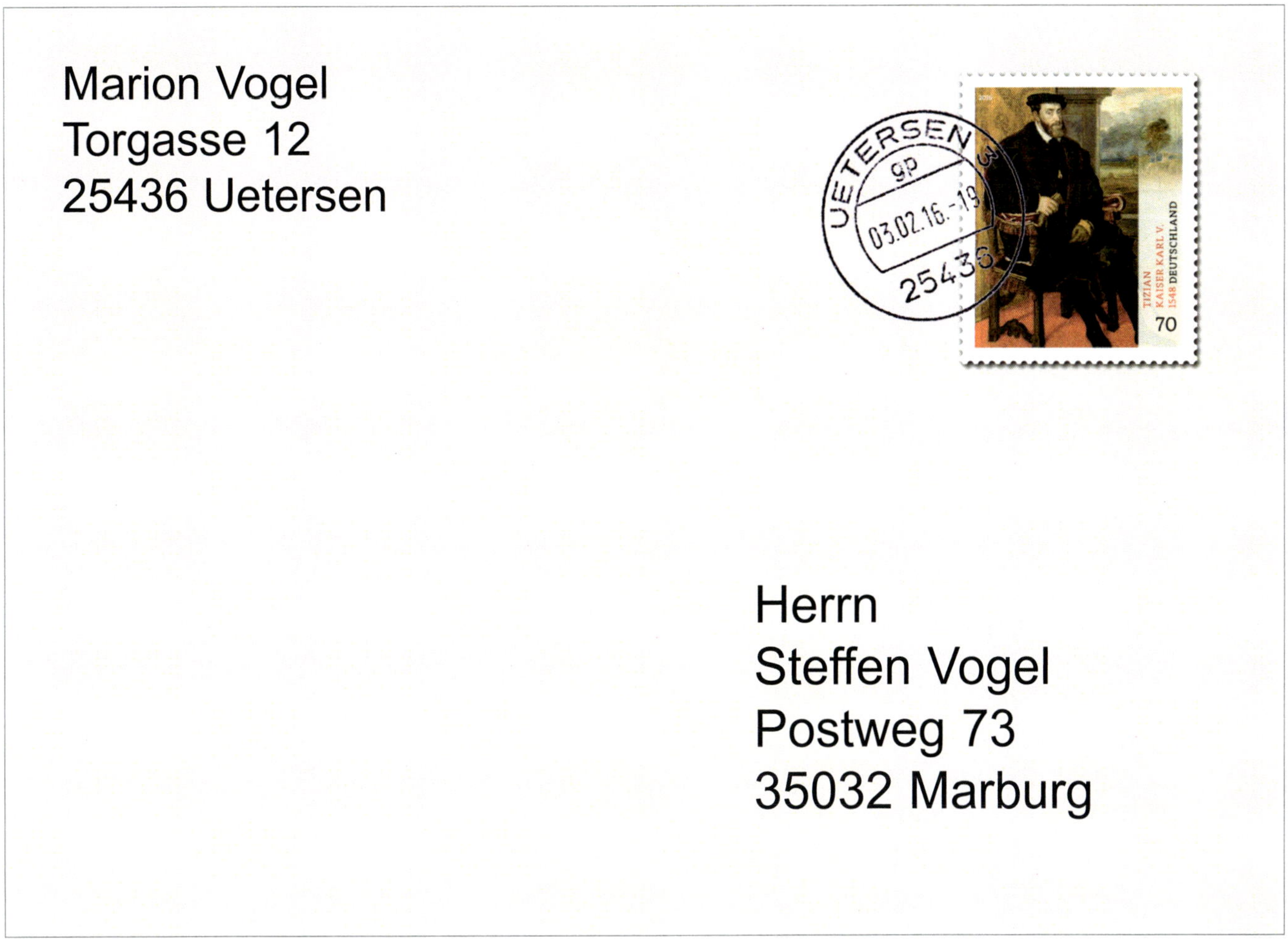

T50

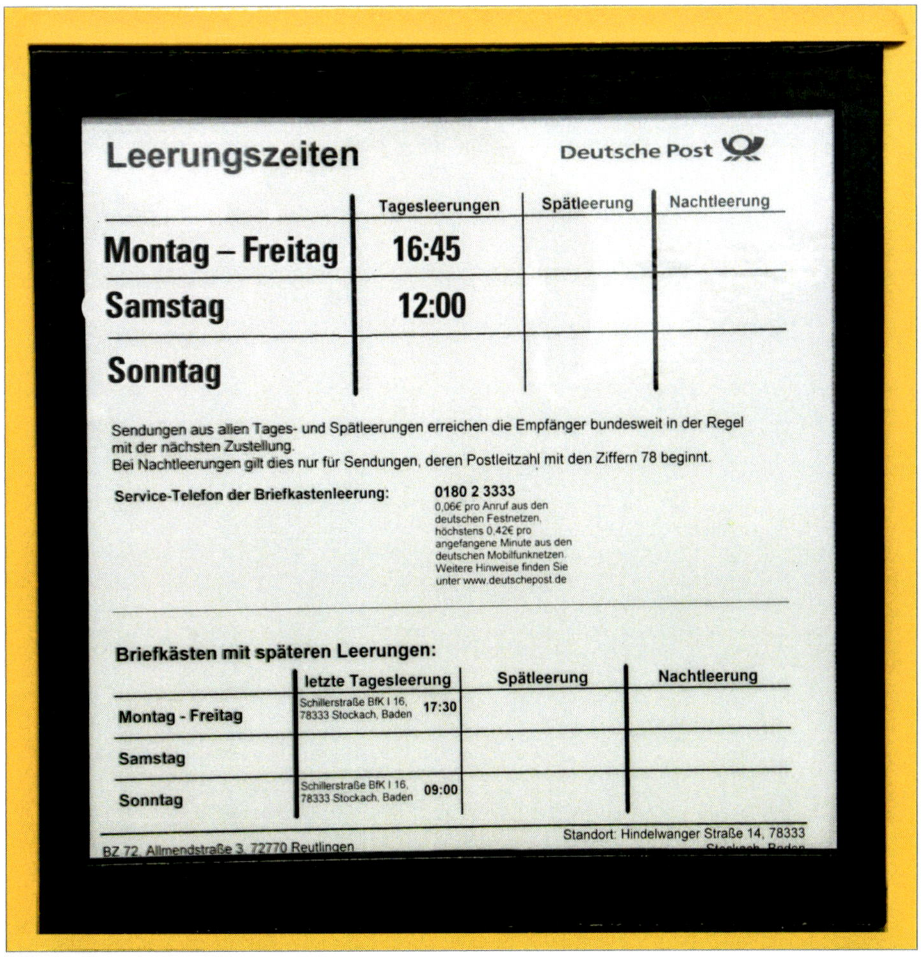
Leerungszeiten

Deutsche Post

	Tagesleerungen	Spätleerung	Nachtleerung
Montag – Freitag	16:45		
Samstag	12:00		
Sonntag			

Sendungen aus allen Tages- und Spätleerungen erreichen die Empfänger bundesweit in der Regel mit der nächsten Zustellung.
Bei Nachtleerungen gilt dies nur für Sendungen, deren Postleitzahl mit den Ziffern 78 beginnt.

Service-Telefon der Briefkastenleerung: **0180 2 3333**
0,06€ pro Anruf aus den deutschen Festnetzen, höchstens 0,42€ pro angefangene Minute aus den deutschen Mobilfunknetzen. Weitere Hinweise finden Sie unter www.deutschepost.de

Briefkästen mit späteren Leerungen:

	letzte Tagesleerung	Spätleerung	Nachtleerung
Montag - Freitag	Schillerstraße BfK I 16, 78333 Stockach, Baden 17:30		
Samstag			
Sonntag	Schillerstraße BfK I 16, 78333 Stockach, Baden 09:00		

BZ 72, Allmendstraße 3, 72770 Reutlingen

Standort: Hindelwanger Straße 14, 78333 Stockach, Baden

T51

Die Post: Tarife Deutschland

(Stand: 2016)

	National	International
Brief		
– bis 20 Gramm	0,70 €	0,90 €
– bis 50 Gramm	0,85 €	1,50 €
– bis 500 Gramm	1,45 €	3,70 €
– bis 1000 Gramm	2,60 €	7,00 €
– bis 2000 Gramm	–	17,00 €
Büchersendung		
– bis 500 Gramm	1,00 €	3,20 €
– bis 1000 Gramm	1,65 €	6,00 €
– bis 2000 Gramm	–	12,00 €
Päckchen		
– bis 2000 Gramm	4,50 €	9,00 €*

* Preise für Päckchen innerhalb von Europa.
Preise für Päckchen weltweit: „www.deutschepost.de".

Genauere Informationen finden Sie unter

www.deutschepost.de

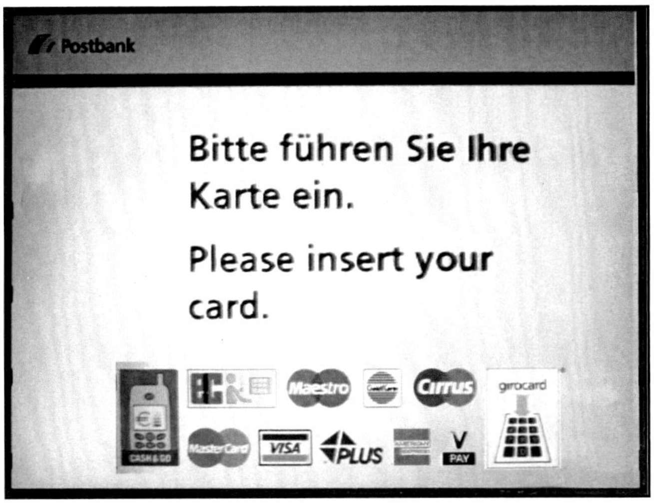
Postbank
Bitte führen Sie Ihre Karte ein.
Please insert your card.
Maestro
Cirrus
girocard
MasterCard
VISA
PLUS
V PAY

A

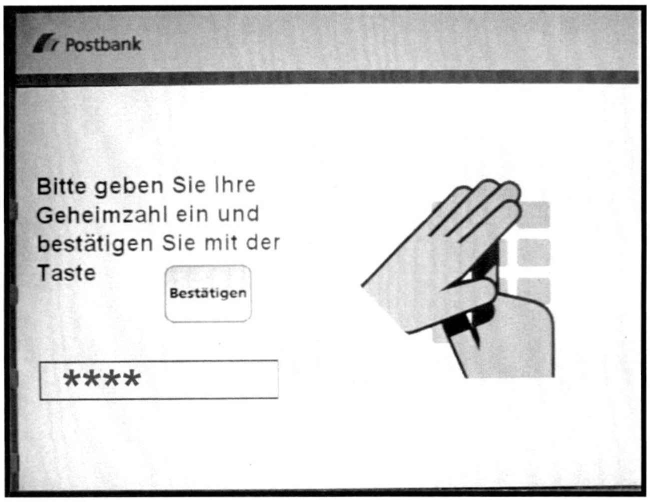
Postbank
Bitte geben Sie Ihre Geheimzahl ein und bestätigen Sie mit der Taste
Bestätigen
****

B

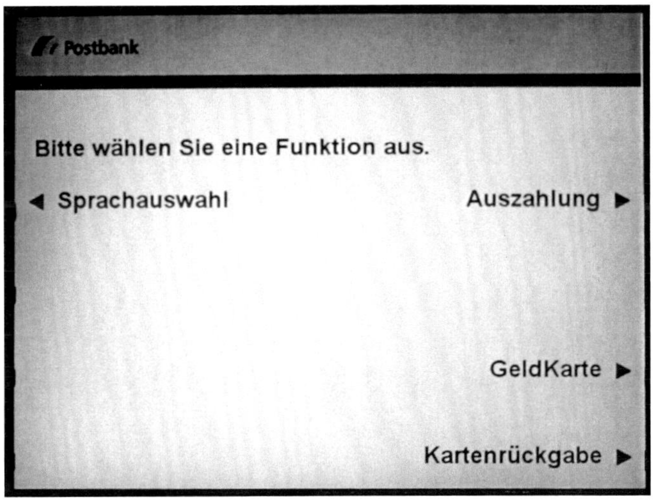
Postbank
Bitte wählen Sie eine Funktion aus.
◄ Sprachauswahl
Auszahlung ►
GeldKarte ►
Kartenrückgabe ►

C

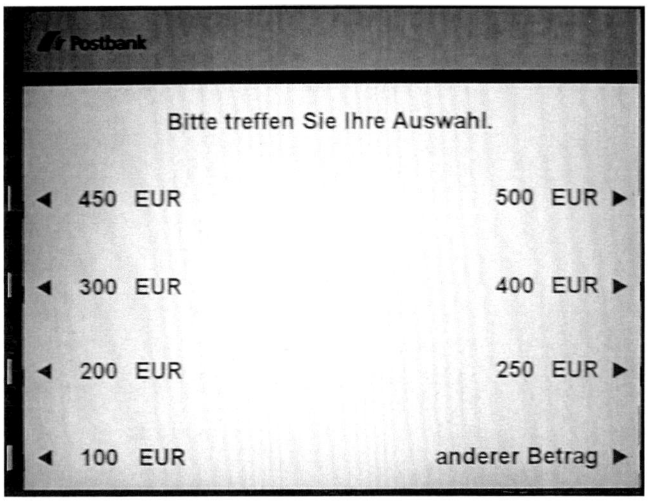
Postbank
Bitte treffen Sie Ihre Auswahl.
◄ 450 EUR
500 EUR ►
◄ 300 EUR
400 EUR ►
◄ 200 EUR
250 EUR ►
◄ 100 EUR
anderer Betrag ►

D

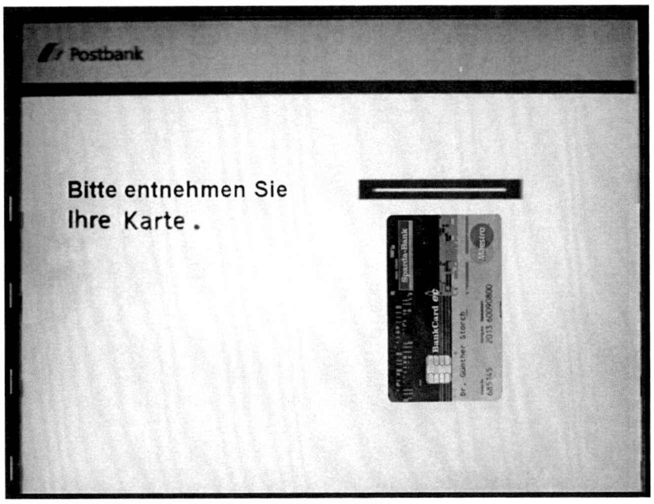
Postbank
Bitte entnehmen Sie Ihre Karte .

E

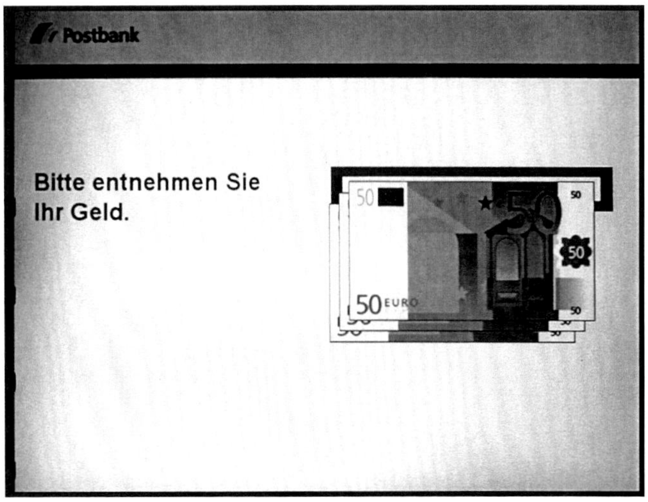
Postbank
Bitte entnehmen Sie Ihr Geld.
50 EURO

F

T53: S. 84 – T54: S. 86

SEPA-Überweisung/Zahlschein

Bezirksbank Uetersen

Name und Sitz des überweisenden Kreditinstituts

BIC: SOLADES1UET

Für Überweisungen in Deutschland und in andere EU-/EWR-Staaten in Euro.

Angaben zum Zahlungsempfänger: Name, Vorname/Firma (max. 27 Stellen, bei maschineller Beschriftung max. 35 Stellen)

VOGEL, STEFFEN MARBURG

IBAN

DE78 3652 7855 2502 3586 19

BIC des Kreditinstituts/Zahlungsdienstleisters (8 oder 11 Stellen)

GENOLE F1CVL

Betrag: Euro, Cent

650,00

Kunden-Referenznummer - Verwendungszweck, ggf. Name und Anschrift des Zahlers

STUDIUM MAI 2016

noch Verwendungszweck (insgesamt max. 2 Zeilen à 27 Stellen, bei maschineller Beschriftung max. 2 Zeilen à 35 Stellen)

Angaben zum Kontoinhaber/Zahler: Name, Vorname/Firma, Ort (max. 27 Stellen, keine Straßen- oder Postfachangaben)

VOGEL, MARION UETERSEN

IBAN

DE34 9832 2055 0000 4709 286 08

Datum: 29.4.2016

Unterschrift(en): M. Vogel

Schreibmaschine: normale Schreibweise! Handschrift: Blockschrift in GROSSBUCHSTABEN und dabei Kästchen beachten!

423 417 DG VERLAG

T53

Bezirksbank Minden

Elisabeth Krämer, Minden — Auszug 9, Seite 1

Privatgirokonto 259734 BLZ 286 350 48 — 06.09.2013

Datum	Vorgang	Wert	Betrag
28.08.	Übertrag von Kontoauszug 8 vom 26.08.2013		385,77 +
30.08.	Metallbau Reinhardt GmbH Gehalt August 2013	30.08.	2566,48 +
02.09.	Gutkauf Wehrle EC 65938700	02.09.	52,48 –
02.09.	Miete September 2013 Elisabeth Krämer	02.09.	480,00 –
03.09.	Modehaus Rhein EC 65938700	03.09.	256,50 –
05.09.	Gutkauf Wehrle EC 65938700	05.09.	36,73 –
	Kontostand am 06.09.2013		2126,54 +

T54

Der Kleine ... und der Große

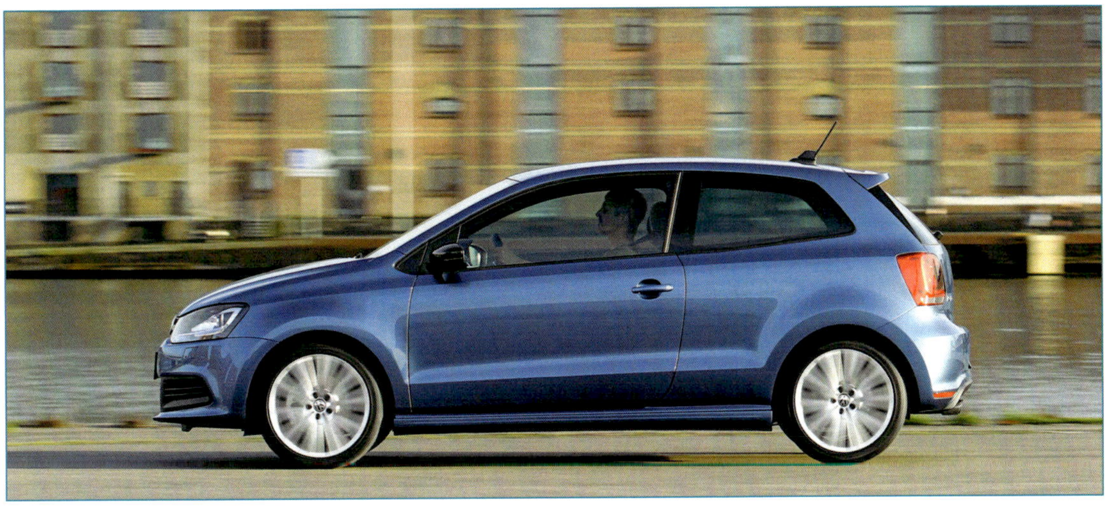

Volkswagen Polo 1.2 TDI

Er ist eher klein, der Polo 1.2 TDI Blue Motion: nur 3,10 m lang. Aber er bietet 4 Personen Platz. Der 1,2-Liter-Motor leistet 75 PS (55 kW), die dem Auto eine Geschwindigkeit von 173 km/h verleihen. Der Spritverbrauch des Blue Motion – der TDI hat einen Dieselmotor – ist niedrig: 3,3 Liter auf 100 km (Euro-Mix). Der Preis: ab 16250 €.

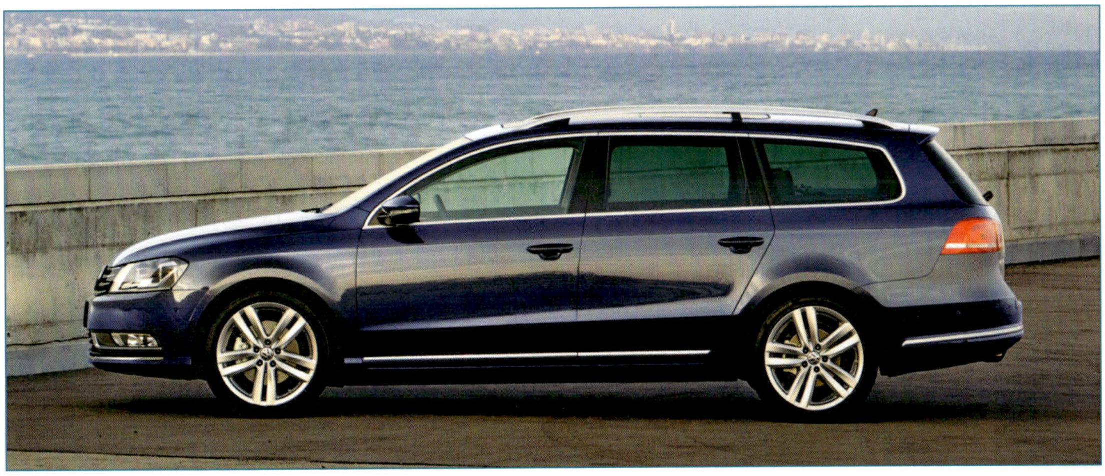

Volkswagen Passat Variant 2.0 TDI

Der Passat Variant 2.0 TDI Blue Motion ist mit seinen 4,77 m Länge ein großes Mittelklasse-Auto, in dem 5 Personen gut Platz finden. Der 2-Liter-Dieselmotor leistet 140 PS (103 kW) und beschleunigt das Auto auf eine Höchstgeschwindigkeit von 210 km/h. Dieses Modell (Blue Motion) ist sehr sparsam im Verbrauch: Es verbraucht 4,6 Liter auf 100 km im Euro-Mix. Der Preis: ab 37900 €.

T58

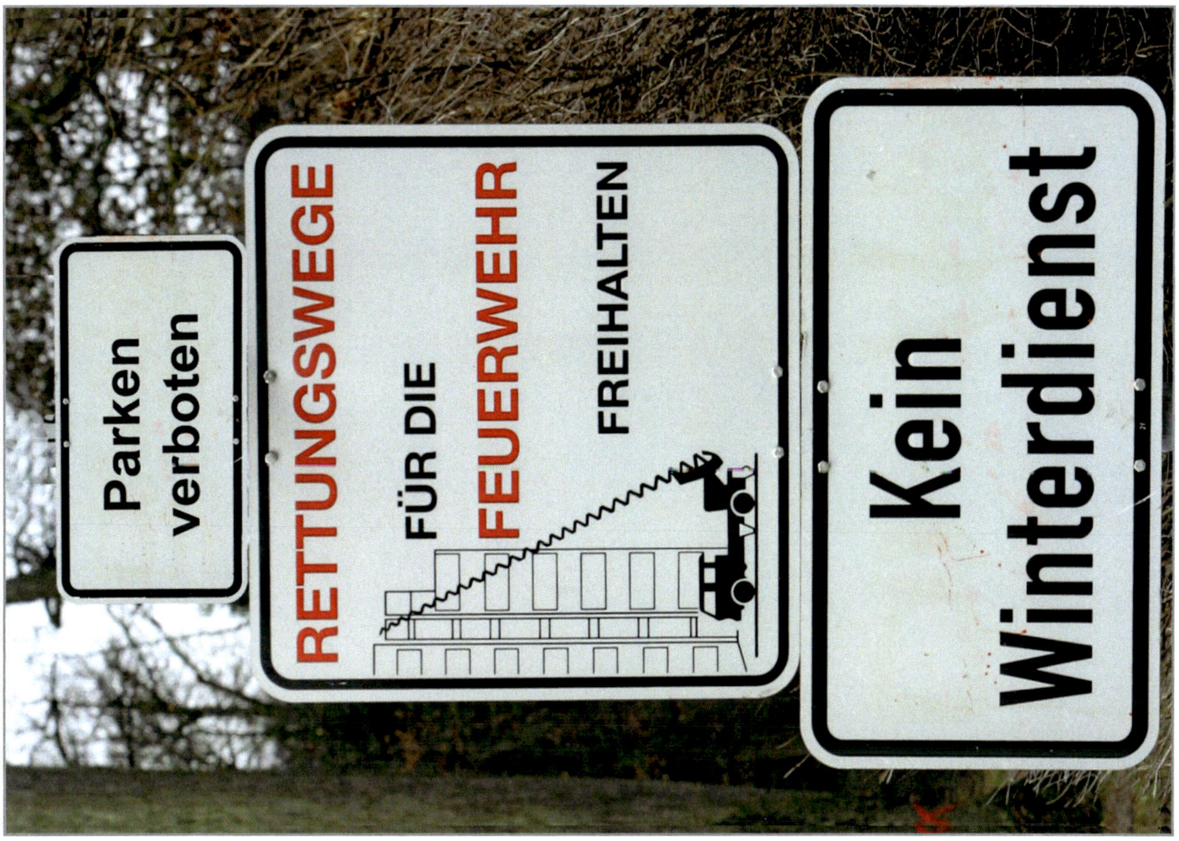
Parken
verboten
RETTUNGSWEGE
FÜR DIE
FEUERWEHR
FREIHALTEN
Kein
Winterdienst

T57

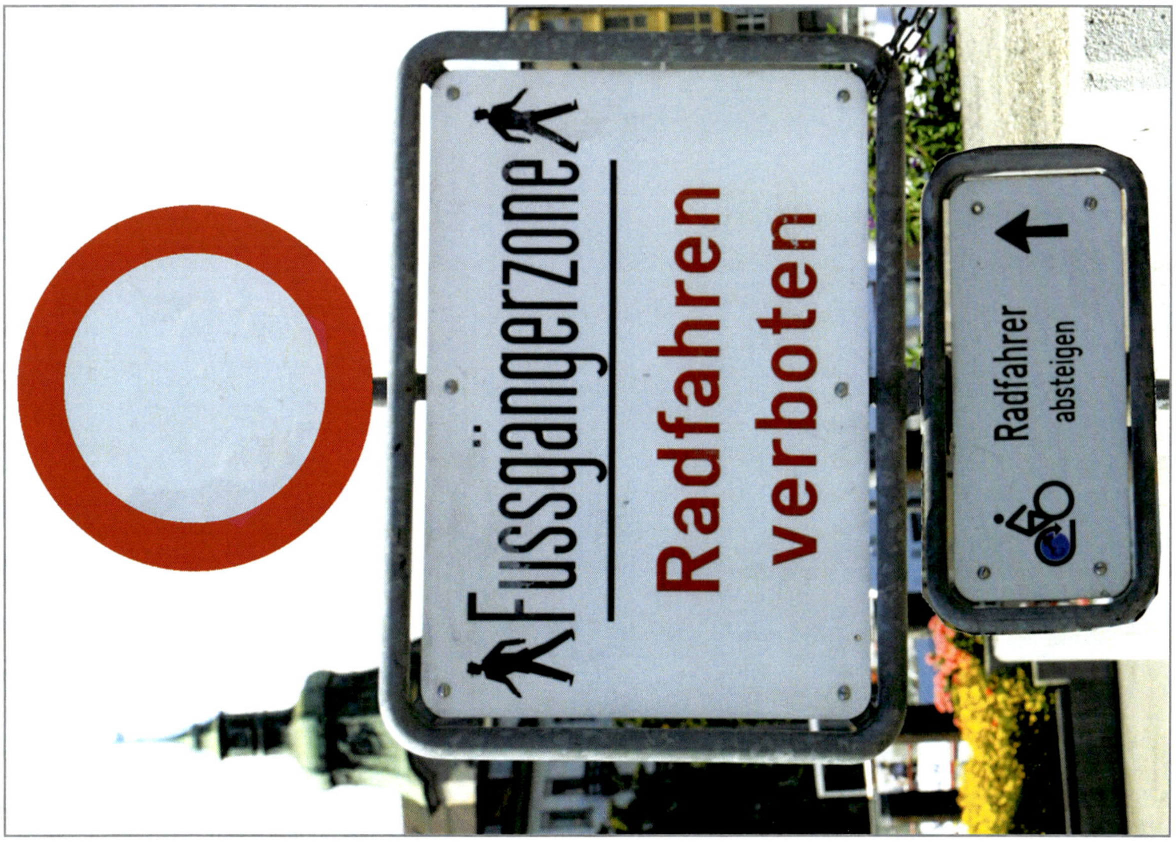
Fussgängerzone
Radfahren
verboten
Radfahrer
absteigen

T60

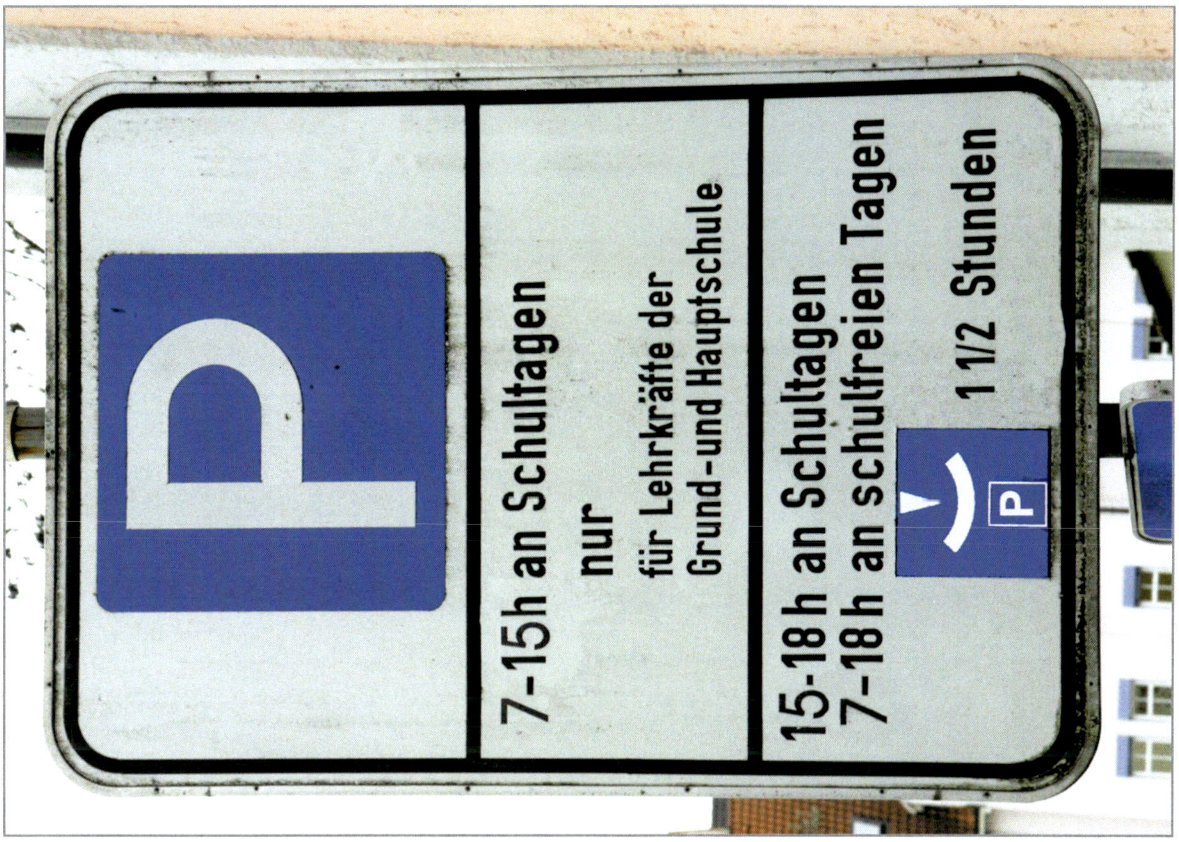
P
7-15h an Schultagen
nur
für Lehrkräfte der
Grund-und Hauptschule
15-18 h an Schultagen
7-18 h an schulfreien Tagen
1 1/2 Stunden
P

T59

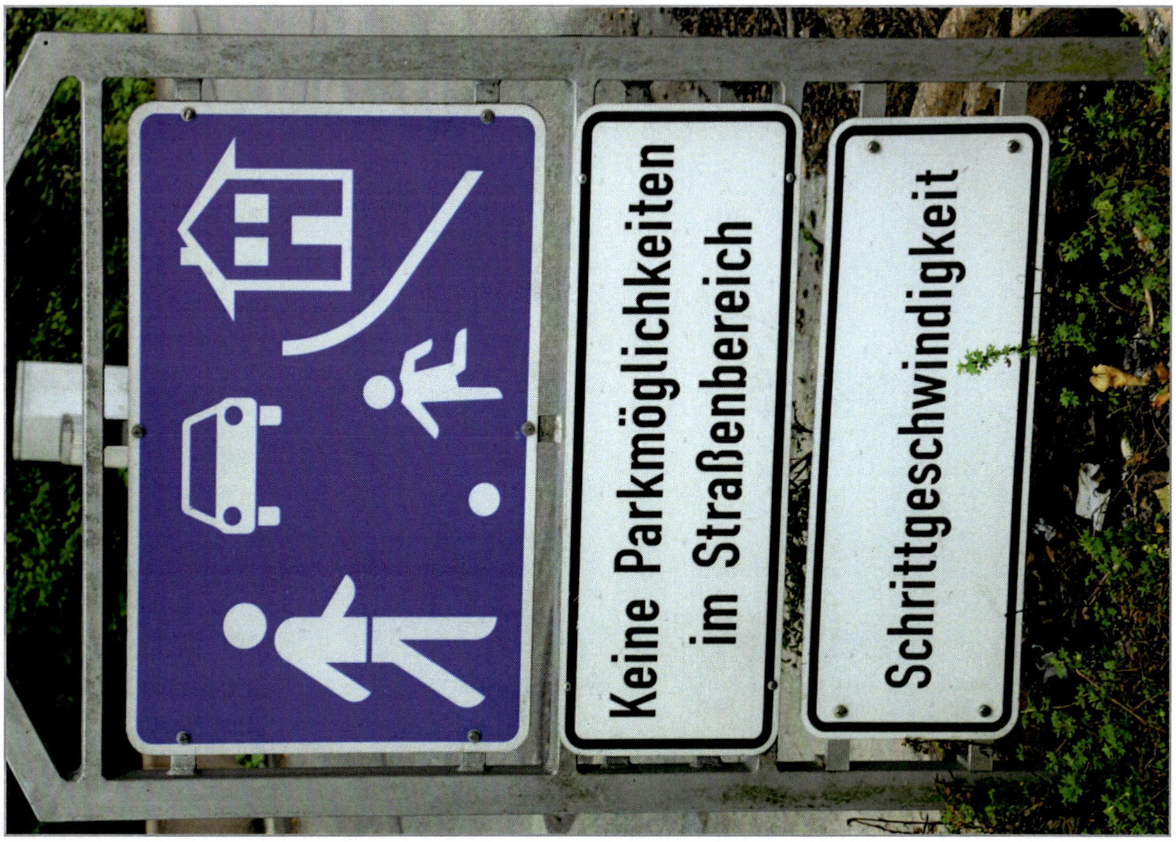
Keine Parkmöglichkeiten
im Straßenbereich
Schrittgeschwindigkeit

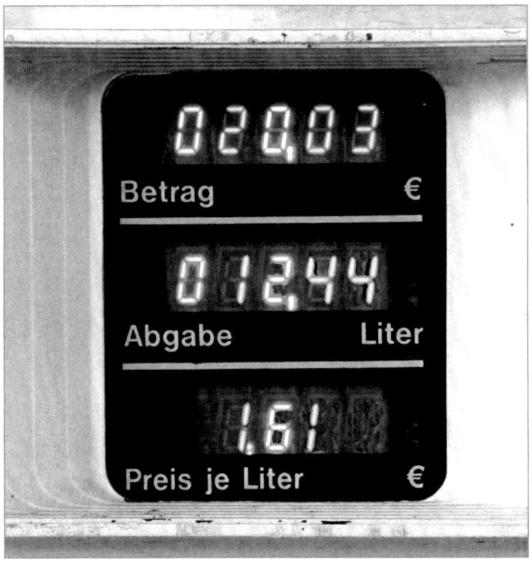
020,03
Betrag €
012,44
Abgabe Liter
1,61
Preis je Liter €

A

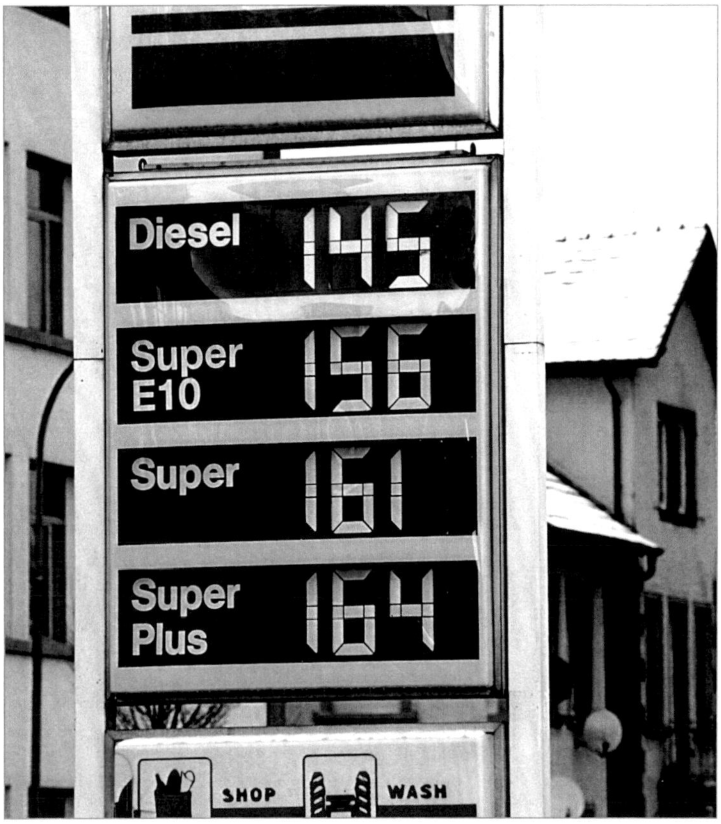
Diesel 145
Super E10 156
Super 161
Super Plus 164
SHOP
WASH

B

T61

Spritpreise 2012 in Deutschland, Österreich und der Schweiz (Durchschnitt, in Euro)

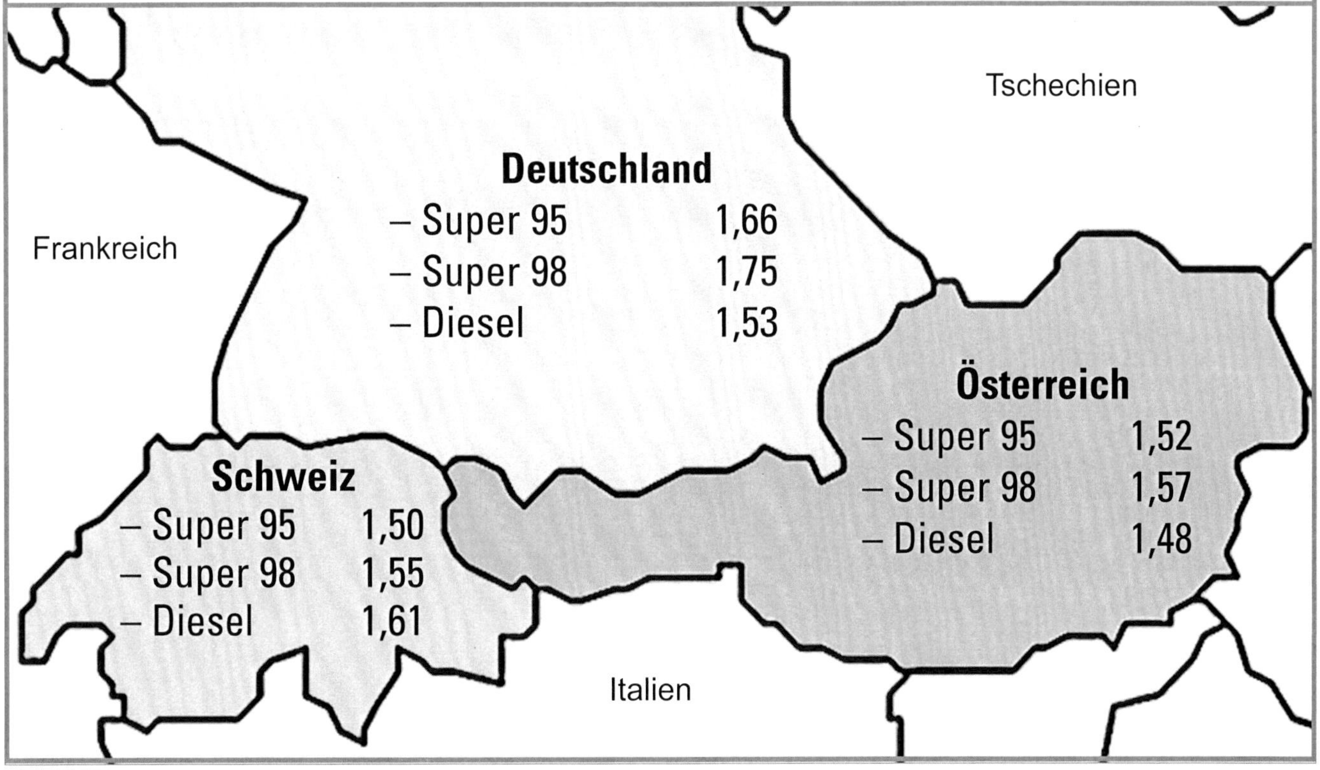

T62

Unsere Last-Minute-Angebote
Zwei besondere Schnäppchen in einer der schönsten Gegenden Italiens

Albergo Vesuvio***

Gepflegtes Hotel in ruhiger Lage nahe der bekannten Ortschaft Sorrent. Große Terrasse mit herrlichem Blick auf den Golf von Neapel. Swimmingpool.

Alle Zimmer mit Meerblick und Balkon. Sofa, Fernseher, Tresor, Minibar, Telefon.

Frühstücksbuffet und 3-Gänge-Menu am Abend.

100 m zum Strand. Liegestuhl, Sonnenschirm inklusiv.

Preis: HP ab 385 € pro Woche.

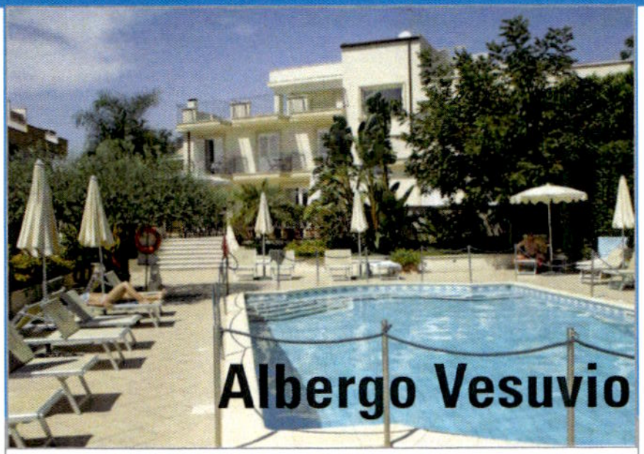

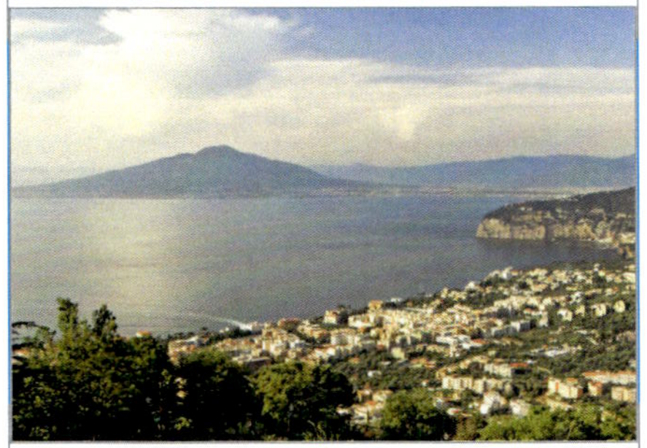

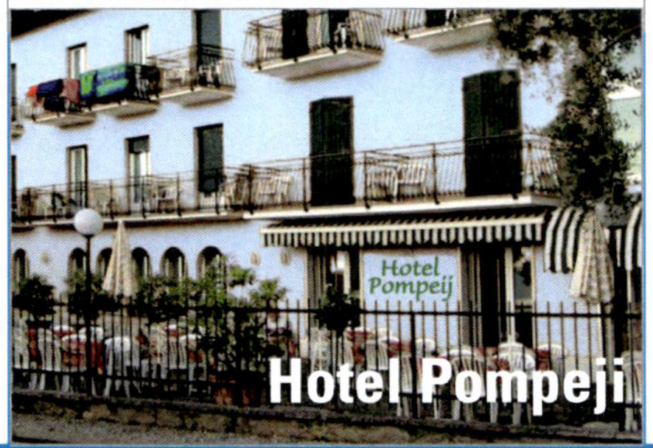

Hotel Pompeji**

Landestypisches Hotel im lebhaften Zentrum von Sorrent. Geschäfte, Restaurants und Bars in unmittelbarer Nähe.

Das Haus ist neu renoviert. Alle Zimmer mit Fernseher, Minibar und Telefon.

Frühstücksbuffet, Abendessen im Restaurant des Hotels.

800 m zum Strand, Bustransfer vom Hotel. Sonnenschirm und Liegestuhl für 3 € pro Tag.

Preis: HP ab 339 € pro Woche.

Liebe Marion,
aus unserem Urlaub in Sorrent viele Grüße. Wir waren schon in Neapel, Pompeji und auf dem Vesuv. Das war ganz toll. Es ist warm und sehr schön hier. Das Hotel liegt ruhig, nur 100 m bis zum schönen Strand . Thomas taucht viel, und Ben spielt im Sand. Ich faulenze, bade, lese.
Herzliche Grüße
Carola

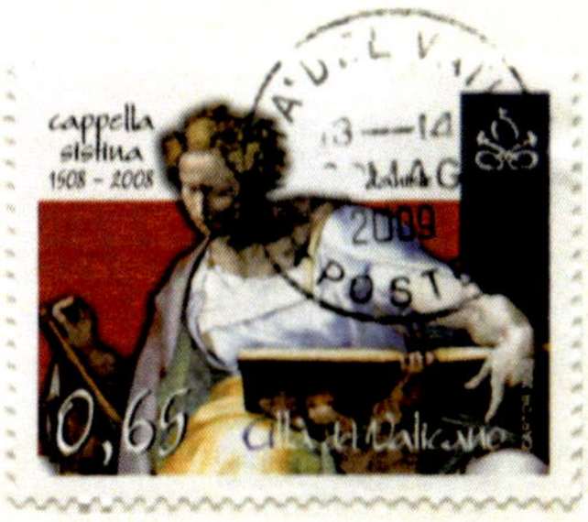

Frau
Marion Rinker
Zinnenweg 28
D – 23554 Lübeck
Germany

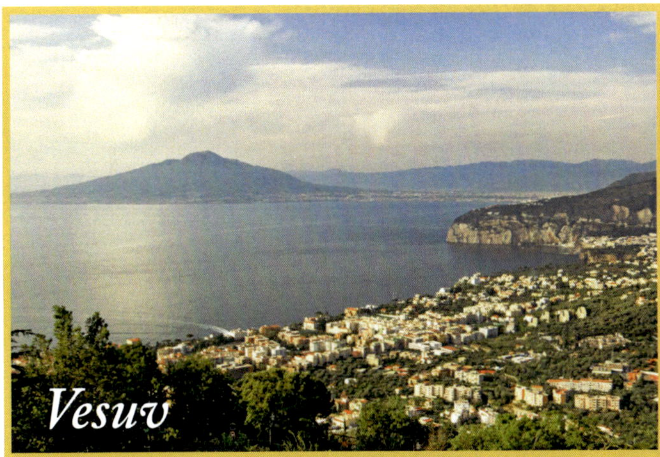

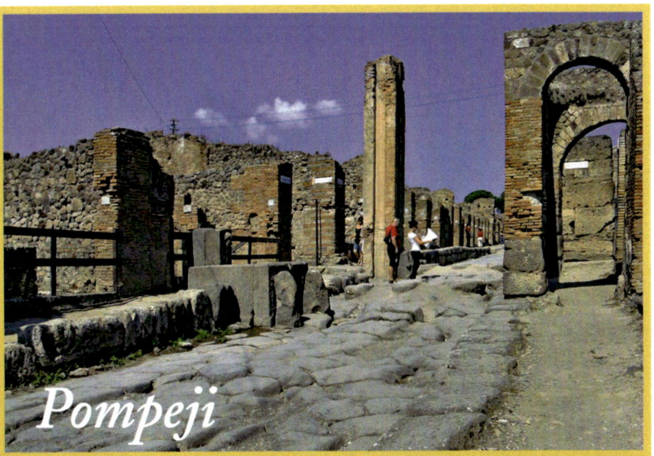

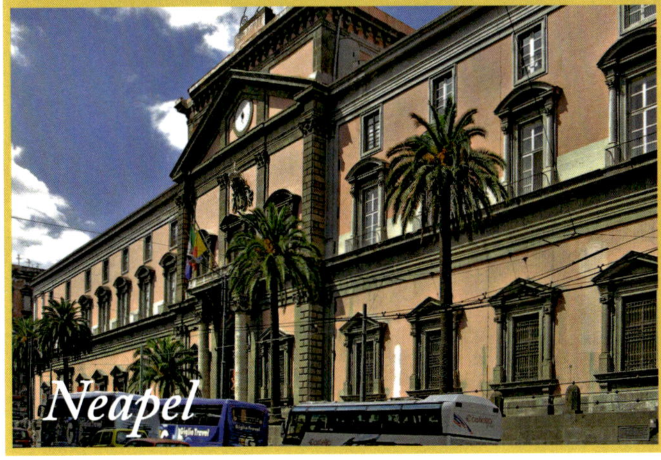

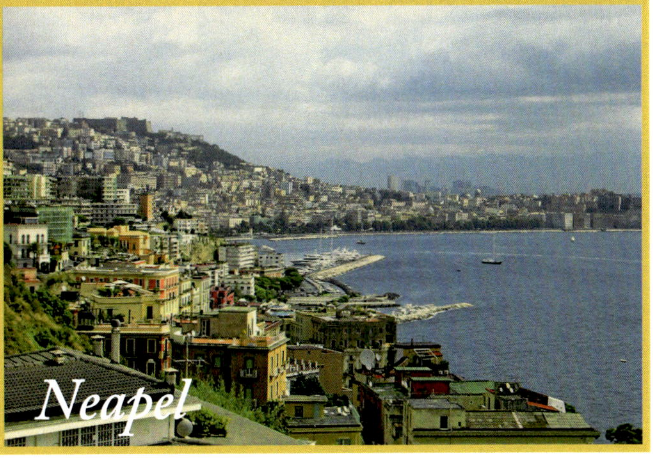

www.suche-hotel.at/kaernten/bad kleinkirchheim

Hotels in Bad Kleinkirchheim / Kärnten 1 – 3

Lage Bilder Bewertungen 8,4

Hotel Lueger **** Details

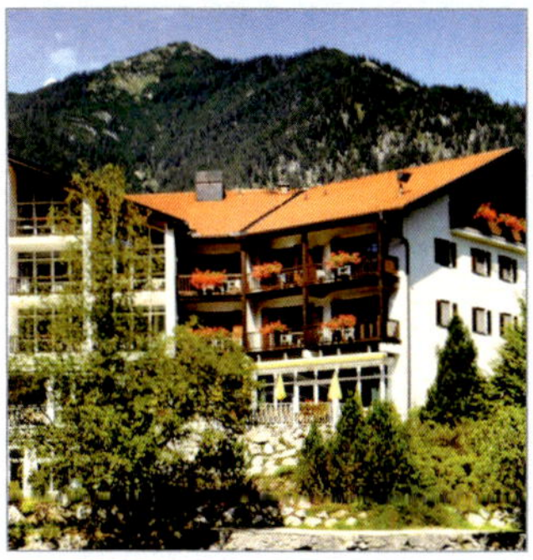

Zur Buchung

Modernes, ruhiges Hotel in schöner Lage. Wir bieten große Zimmer und ein reichhaltiges Frühstücksbuffet; abends 3-Gänge-Menü. Freizeit- und Sportmöglichkeiten für einen aktiven Urlaub: Tennisplatz, Schwimmbad, Mountainbikes, Fitnessraum, geführte Wanderungen. Vormittags Programm für Kinder bis 12 Jahre.

Preise: EZ (HP): ab 75 € – DZ (HP): ab 112 € – keine VP

Lage Bilder Bewertungen 7,6

Hotel Alpenblick **** Details

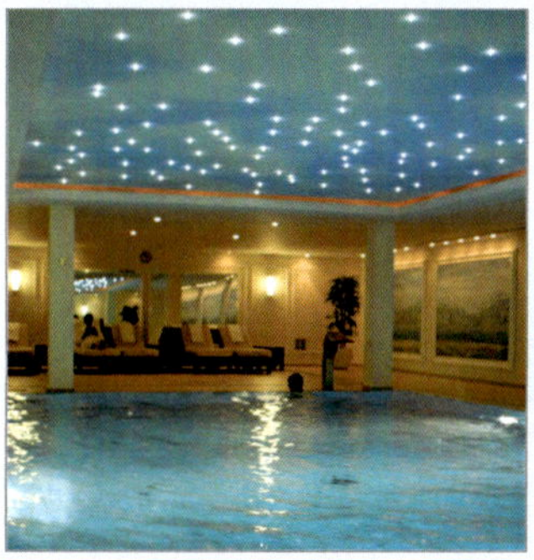

Zur Buchung

Komfortables Verwöhn-Hotel für Körper u. Seele mit großzügigem, modernem Ambiente. Großer Wellnessbereich mit Pool-Landschaft, Sauna und Fitnessraum. Massage, Entspannungstherapie und Yoga durch erfahrene Therapeuten. Sie erwartet ein reichhaltiges Frühstücksbuffet sowie am Abend ein südländisches 4-Gänge-Menü.

Preise: EZ (HP): ab 89 € – DZ (HP): ab 135 € – VP möglich

Lage Bilder Bewertungen 7,9

Hotel Almrausch *** Details

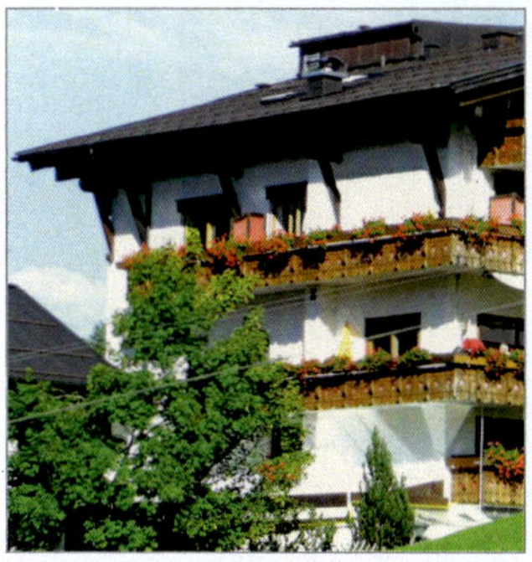

Zur Buchung

Kleineres familienfreundliches Haus (22 Zi.) mit persönlicher Atmosphäre. Rustikal eingerichtete Zimmer. Kinderspeisekarte, Ponyreiten und Spielraum. Der nahe See (Schwimmen, Rudern – Bus/Auto: 15 Min.) und schöne Wanderwege (Nähe Bergbahn) ermöglichen der ganzen Familie eine abwechslungsreiche Freizeitgestaltung.

Preise: EZ (HP): ab 64 € – DZ (HP): ab 99 € – VP möglich

T66

Schreibwaren Tauber
Kirchstr. 3
09599 Freiberg
Tel. : 03731 526918

Stück	Artikel	Preis
1	Schreibblock	2,29
1	Kugelschreiber	4,69
ZU BEZAHLEN		6,98

MwSt. %	Netto	MwSt. Betrag	Brutto
19	5,87 €	1,11 €	6,98 €

Umtausch nur mit Kassenbon.

28.09.2013 17.22 Uhr

Vielen Dank für Ihren Einkauf!

T67

Mehrwertsteuer

Die Mehrwertsteuer ist eine wichtige Einnahmequelle des Staates. Sie gilt für die meisten Waren und für viele Dienstleistungen.

In ***Deutschland*** beträgt der Mehrwertsteuersatz für die meisten Waren 19% des Netto-Warenwerts. Die ermäßigte Mehrwertsteuer von 7% wird auf Waren des täglichen Bedarfs erhoben, vor allem auf Lebensmittel, aber auch Bücher, Zeitungen oder Tiernahrung.

Auch ***Österreich*** erhebt die Mehrwertsteuer; sie beträgt für die meisten Waren 20% des Netto-Warenwerts. Der ermäßigte Satz beträgt 10% und gilt, wie in Deutschland, unter anderem für Lebensmittel, Bücher und Zeitungen, aber auch für Miete.

Die ***Schweiz*** hat 3 Mehrwertsteuersätze, die aber zu den niedrigsten in Europa gehören. Während der Normalsatz 8% beträgt, gibt es zwei ermäßigte Sätze: 3,8% sowie 2,5% auf Güter des täglichen Bedarfs.

Büro-Siebert
Die Welt des Büros

Büro-Siebert GmbH
Letterstr. 68
58163 Miedenau
Tel. 02342 1241
Fax 02342 1242
E-Mail info@buero-siebert.de

Fa. Braun GmbH
z. Hd. Frau M. Schuster
Parkwiesen 10
78333 Stockach

Rechnung

Rechnungsnummer	Kundennummer	Rechnungsdatum	Lieferdatum
P42-5942-1	46385	23.07.2015	23.07.2015

Pos. 1	1000 Briefumschläge	11,99 €
Pos. 2	3 Kugelschreiber blau	0,99 €
Pos. 3	500 Blatt Allzweckpapier	3,99 €
Pos. 4	Tischabroller	4,68 €
	Verpackungs-/Versandkosten	3,50 €

Rechnungsbetrag 25,15 €

Netto	19% MwSt.	Brutto
21,13 €	4,02 €	25,15 €

Zu zahlen bis 23.08.2013

Wir danken für Ihren Auftrag!

Büro-Siebert GmbH
Letterstr. 68
D – 58163 Miedenau

Tel. 02342 1241
Fax 02342 1242

Bankverbindung
Kreisbank Miedenau
IBAN: DE53 2473 6519 0000 0552 38

Das gesunde Büro

Menschen, die im Büro arbeiten, verbringen jeden Tag viele Stunden im Sitzen. Das ist nicht gesund, und deshalb haben mehr als die Hälfte der Büroangestellten Rückenschmerzen, Verspannungen, Kopfschmerzen oder andere Beschwerden. Hier ein paar Tipps für ein gesundes Büro.

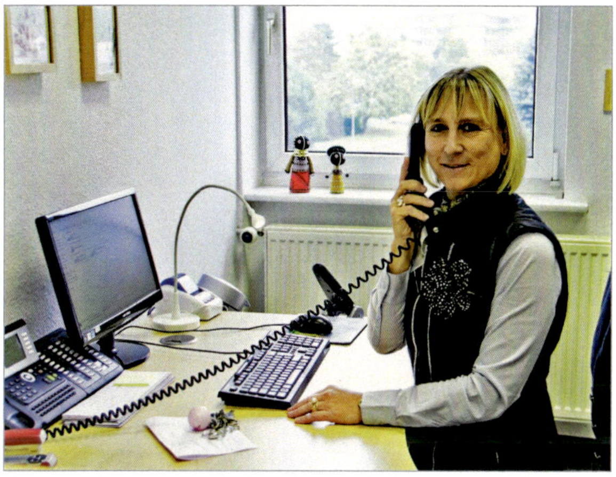

Für eine gute Körperhaltung sollte der Arbeitstisch höhenverstellbar sein. Dann kann die Arbeitshöhe des Tisches an die Körpergröße angepasst werden. Gut ist es, wenn man am Arbeitstisch zwischen Sitzen und Stehen abwechseln kann. Natürlich ist auch der Bürostuhl wichtig; er sollte ergonomisch geformt sein.

Bewegung ist wichtig, auch im Büro. Man kann eine spezielle Bürogymnastik machen, aber auch kurze Gänge zum Drucker, zur Ablage, zum Büroschrank, zu Kollegen können dazu beitragen, Rückenschmerzen oder Verspannungen zu vermeiden. Man sollte die Büroarbeit abwechslungsreich gestalten.

Das Büro soll regelmäßig gelüftet werden. Das tauscht alte Luft gegen frische sauerstoffhaltige Luft aus und sorgt für ein gutes Raumklima. Auch Pflanzen tragen dazu bei, ein gesundes Raumklima herzustellen.

Am Arbeitsplatz sollte es hell sein; gutes Licht ist wichtig für die Augen.

Schließlich spielt auch das Mittagessen eine wichtige Rolle für das Wohlergehen im Büro. Keine großen Fleischstücke und schweren Soßen – leichte Kost mit Salaten und Gemüse beugt Müdigkeit nach dem Essen vor ... und ist ja auch gesund.

STELLENGESUCHE
RAUM HANNOVER

Putzhilfe **A**

Studentin sucht Tätigkeit als Putzhilfe. Ich bin zuverlässig und arbeite gründlich. Tel.: 05124-2263947.

Haushaltshilfe **B**

Zuverlässige erfahrene Hausfrau sucht Nebentätigkeit: Ich komme vormittags zum Einkaufen, Kochen und Putzen.

Tel.: 05122-74396.

Pflegekraft **C**

Pflegehelfer, 42 Jahre, 10-jährige Pflege-Erfahrung im Altenheim, sucht Pflegetätigkeit bei Privat.

Zeitlicher Rahmen: maximal 5 Tage pro Woche, 8 – 10 Std. täglich (auch nachts).

Tel.: 05125-648392.

T71

Der Beruf der Krankenschwester

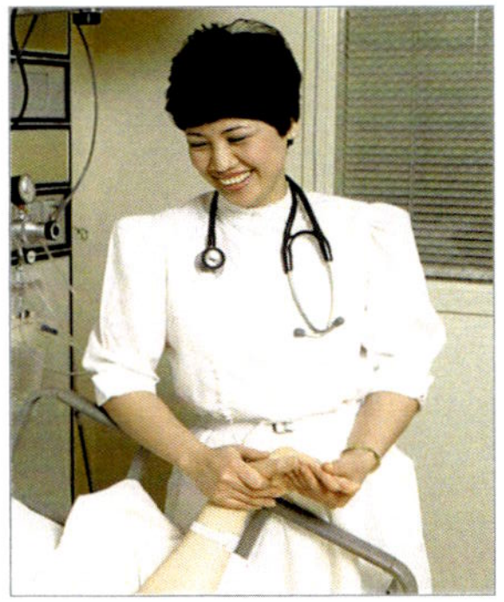

Krankenschwester ist ein sehr gefragter Beruf. Die Chancen für ausgebildete Krankenschwestern, eine Arbeitsstelle zu bekommen, sind ausgezeichnet!

Für die Ausbildung braucht man einen Realschulabschluss oder einen Hauptschulabschluss mit einer mindestens zweijährigen abgeschlossenen Berufsausbildung.

Die Ausbildung dauert 3 Jahre; sie besteht aus zwei Teilen: Theorie und Praxis.

- Theorie: An einer Berufsfachschule für Krankenpflege werden wichtige Fächer in den Bereichen Medizin und Gesundheit unterrichtet (Anatomie, Krankheitslehre, Hygiene ...).
- Praxis: Auf den verschiedenen Stationen einer Klinik lernen die zukünftigen Krankenschwestern an der Seite von Ärzten und Schwestern all das, was sie später einmal können müssen: Verbände anlegen, Blut abnehmen, Blutdruck messen und vieles mehr.

Nach dem Examen gibt es für die jungen Krankenschwestern viele Arbeitsmöglichkeiten: Krankenhaus, Reha-Klinik, Pflegeheim, ambulanter Pflegedienst.

T72

NORDWESTPRESSE Nr. 184
Mittwoch, 4. September 2013

STELLENANZEIGEN 23

Zur Erweiterung unseres Teams suchen wir eine/n

Friseurmeister/in

für 3 Tage in der Woche.

Auf Sie warten sympathische Kolleginnen, ein moderner Salon sowie übertarifliche Bezahlung.

Rufen Sie uns an: 05125-23648

A

Für leichtere Arbeiten in unserem Lager suchen wir eine

Aushilfskraft

auf 450 €-Basis (auch zeitlich begrenzt).

Sie haben feste Arbeitszeiten und können weitgehend selbstständig arbeiten.

Rufen Sie uns an: Welz GmbH, 05134-5761

B

Ihr Auto in guten Händen – AUTOHAUS SATTLER

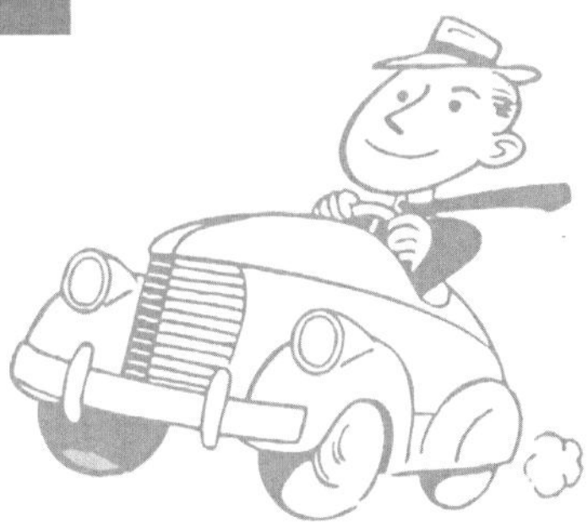

Wir suchen zum 1. Oktober

2 Kfz.-Mechaniker/innen

Sie haben

- eine abgeschlossene Lehre und arbeiten schon mehrere Jahre im Beruf.

Dann sind Sie bei uns richtig. Wir bieten Ihnen

- ein gutes Arbeitsklima, eine große moderne Werkstatt, nette Kollegen und eine gute Bezahlung.

Ihre Bewerbung an: Autohaus Sattler, Inh.: Bernd Sattler,
Radstraße 16 A, 30433 Hannover

C

Die Höhepunkte der Woche

Fernsehen mit Verstand

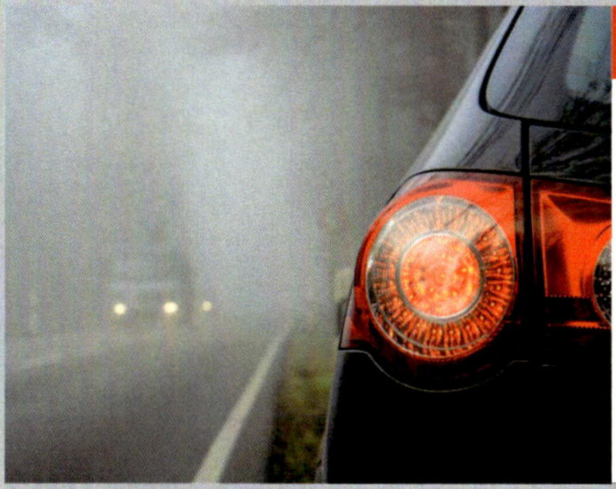

Der Krimi der Woche

Warte nicht bis Mitternacht! **Unser Tipp!**

Detektiv Brown wird von der Polizei und einer kriminellen Bande gejagt – und er muss wählen zwischen Pflicht und Liebe. Spannung pur!

Montag, 25.6.
20.15 Uhr
2. Programm

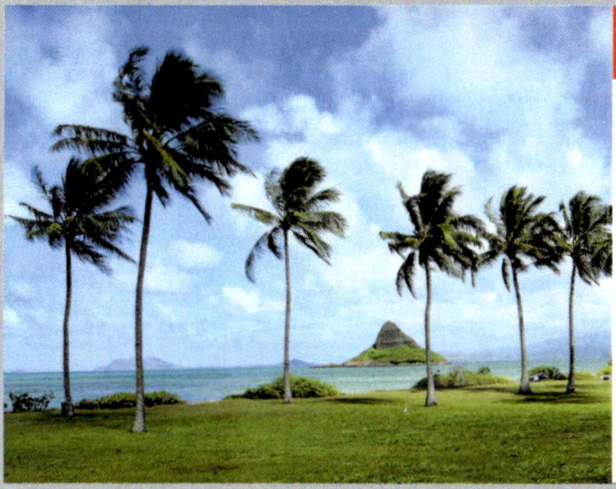

Schönheiten unserer Erde

Die Südsee

Besuchen Sie die schönsten Inseln der Südsee: Fidschi, Samoa, Tahiti und andere. Landschaft, Natur und Meer werden Sie begeistern.

Dienstag, 26.6.
18.00 Uhr
1. Programm

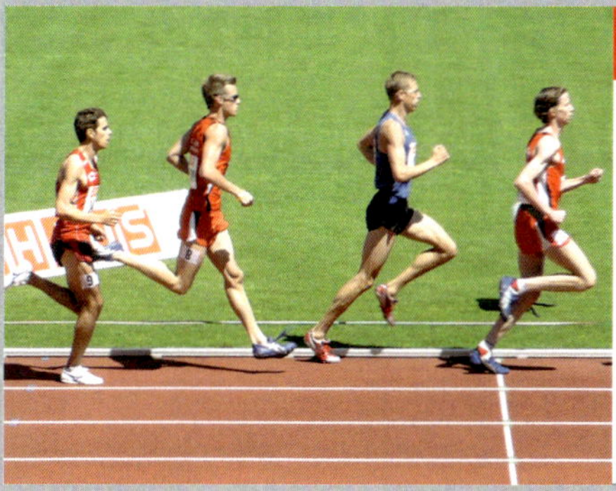

Das Sportereignis der Woche

Leichtathletik-Europameisterschaften

Erleben Sie Europas Top-Leichtathleten im spannenden Wettkampf des Jahres. Verpassen Sie keine Entscheidung! Live aus Helsinki.

täglich
ab 10 Uhr live
Sportkanal

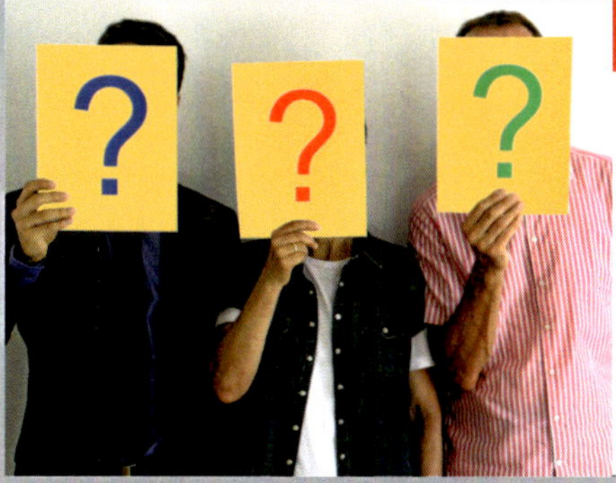

Unterhaltung für die ganze Familie

Stars und Sie – Rätseln um die Wette!

Das Familienquiz mit Sarah Blum. Ganze Familien treten gegen bekannte Stars an. Tolle Gewinne für die Sieger. Mit drei Überraschungsstars.

Samstag, 30.6.
20.15 Uhr
3. Programm

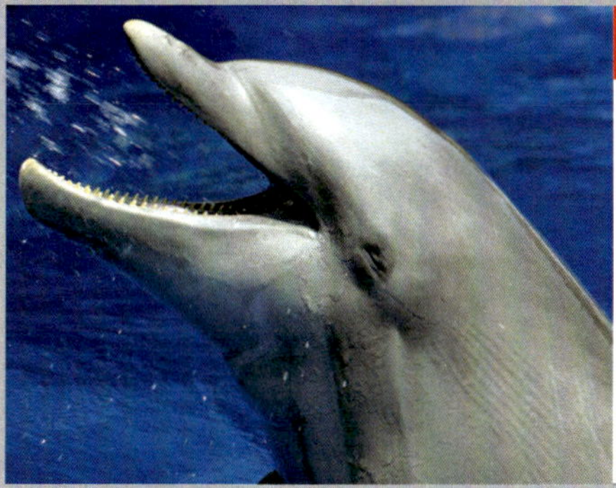

Im Reich der Tiere

Delfine – Künstler des Meeres

Diese spannende Reportage berichtet über neue Forschungen bei Delfinen, den „Künstlern des Meeres". Mit tollen Unterwasseraufnahmen.

Freitag, 29.6.
19.00 Uhr
1. Programm

Ehrlicher Finder

Glück im Unglück hatte eine 82-jährige Rentnerin in Winterthur. Die Frau hatte bei einem Spaziergang im Stadtpark ihren Geldbeutel mit 800 Franken verloren. Das Geld hatte sie kurz zuvor bei einer Bank abgehoben.
Ein 21-jähriger Arbeitsloser, der die Geldbörse am Wegrand fand, brachte sie zur Polizei, die die Frau informierte. Der Finder erhielt eine Belohnung von 50 SFr.

Mutige eröffnen die Badesaison

Bei Sonnenschein, aber kühlen Temperaturen von 15° C im Schatten, gingen gestern einige besonders Mutige in Überlingen schwimmen. Bei nur 14° C Wassertemperatur unternahmen die jungen Frauen und Männer eine längere Schwimmtour im wie immer sehr sauberen Wasser des Bodensees. „Für uns beginnt die Badesaison jedes Jahr im April“, sagte lachend eine der Schwimmerinnen.

Massenkarambolage ohne ernsthaft Verletzte

Nach Mitteilung der Polizei wurden gestern bei dichtem Nebel auf der Autobahn zwischen Geisingen und Bad Dürrheim 13 Autos in einen Unfall verwickelt. Wie durch ein Wunder gab es bei dieser Massenkarambolage auf der A 81 lediglich drei leicht verletzte Personen. Es entstand ein Sachschaden von über 400.000 €.
Wie eine Polizeisprecherin auf Anfrage mitteilte, waren zu hohe Geschwindigkeit und schlechte Sicht Ursachen des Unfalls. Wegen der Aufräumarbeiten blieb die Autobahn in Richtung Stuttgart für vier Stunden gesperrt.

DIE NEUE POST Nr. 133
Montag, 27. Mai 2013

VfR: Sieg und ... Aufstieg?

Nach einem hart erkämpften 3:2-Sieg gegen den TG Wellingen benötigt der VfR Neustadt aus den restlichen zwei Spielen nur noch einen Punkt für den Aufstieg in die 2. Bezirksliga. Zu dem Sieg trugen wesentlich Timo Leber mit zwei Toren sowie Torwart Paul Kraft bei, der in der 81. Minute einen Elfmeter hielt.

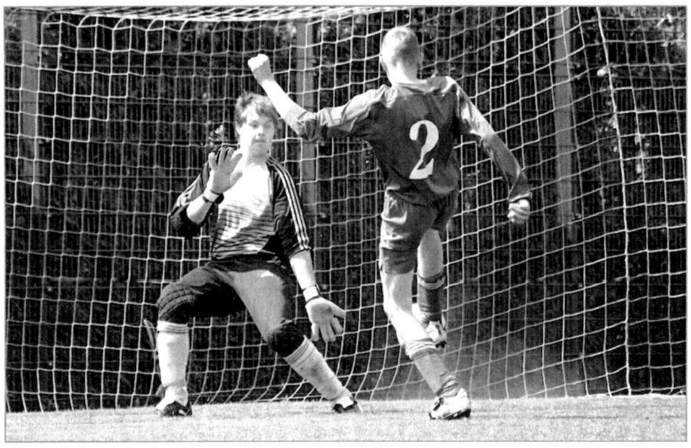

Erfolgreicher Stadtlauf

Philipp Wiese von der TG Berlingen ist der diesjährige Sieger des Weilheimer Stadtlaufs. Auf der 8250 m langen Altstadtstrecke setzte er sich in guten 28.12 Min. gegen den Weilheimer Martin Reis durch. Auch bei den Schüler- und Jugendläufen konnten die zahlreichen Besucher tolle Leistungen sehen.

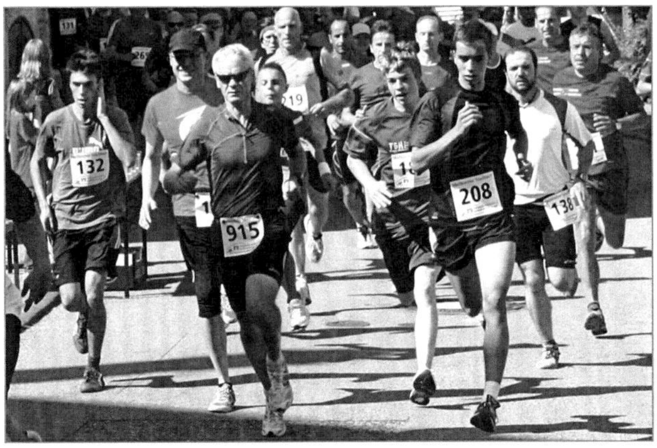

2. Platz beim Berger-Cup

Silke Weiß vom TC Mülheim hat beim Berger-Cup, der dieses Jahr zum 3. Mal auf der Tennisanlage Neustadt ausgetragen wurde, einen sehr guten 2. Platz erreicht. Erst im Finale des gut besetzten Turniers musste sie sich der hohen Favoritin Daniela Rhein knapp mit 6:4 und 7:5 geschlagen geben.

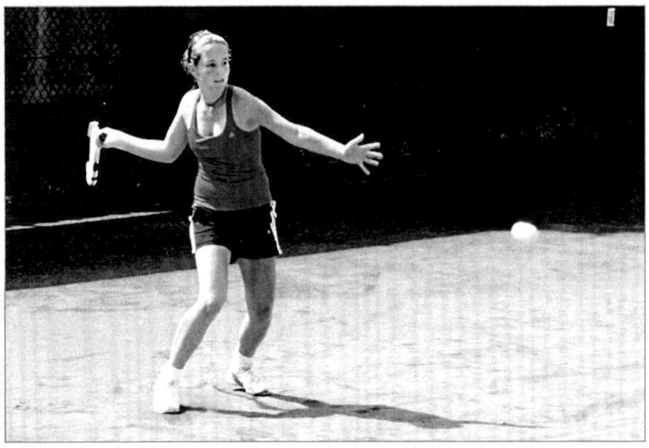

T1 **1 Was ist das?**

- ❑ ein Tageskalender
- ❑ ein Wochenkalender
- ❑ ein Monatskalender

T1 **2 Tragen Sie die Informationen aus dem Tageskalender ein.**

- Name ____________________
- Wochentag ____________________
- Datum ____________________

T1 **3 Was findet zu diesen Zeiten statt?**

- 8.00 Uhr ____________________
- 15.00 Uhr ____________________
- 17.30 Uhr ____________________

T1 **4 Wann findet das statt?**

- Ergotherapie
  - ❑ 9.00 Uhr
  - ❑ 10.00 Uhr
  - ❑ 10.30 Uhr
- Mittagessen
  - ❑ 11.30 Uhr
  - ❑ 12.00 Uhr
  - ❑ 13.30 Uhr
- Film
  - ❑ 19.00 Uhr
  - ❑ 19.30 Uhr
  - ❑ 20.00 Uhr

5 Übertragen Sie die Informationen in den Tageskalender T2 vom 11. Juni 2013. T2

9.30 Uhr	Logopädie
10.30 Uhr	Massage
16 Uhr	Untersuchung Arzt
19 Uhr	Besuch Rita

6 Was gehört zusammen? Verbinden Sie.

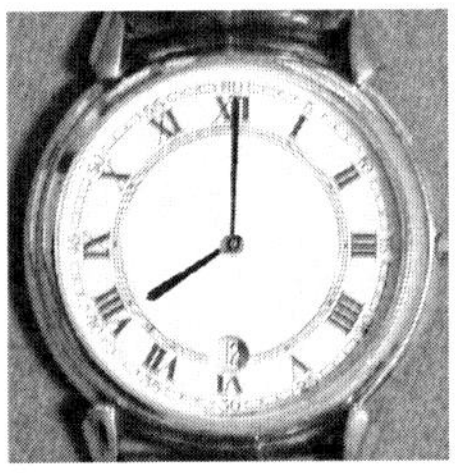

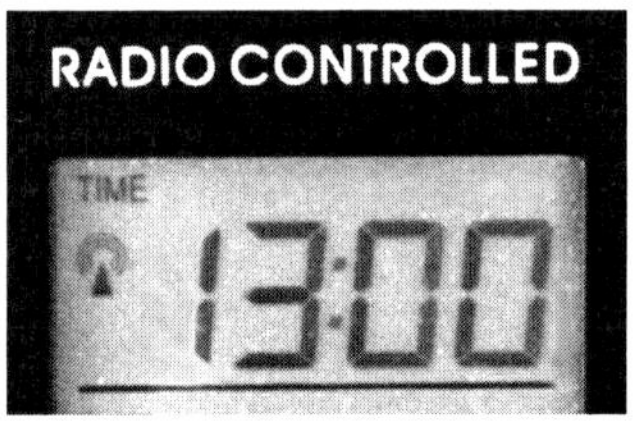

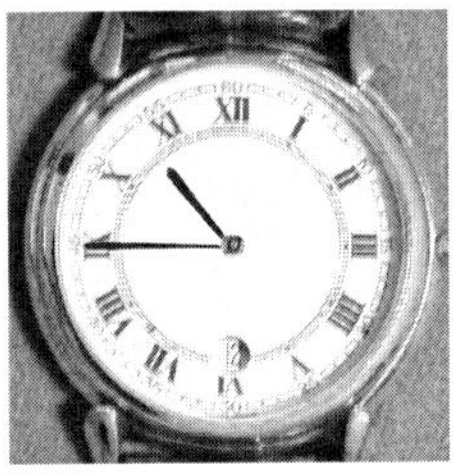

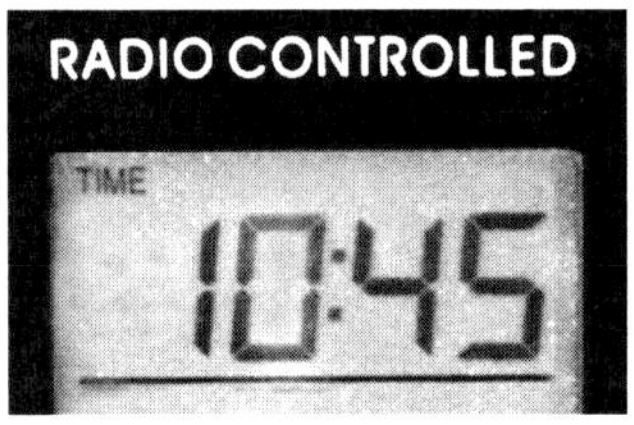

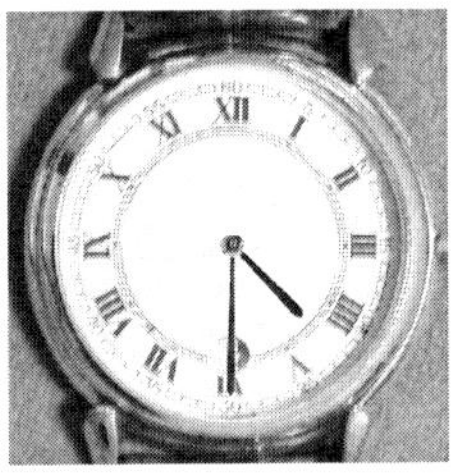

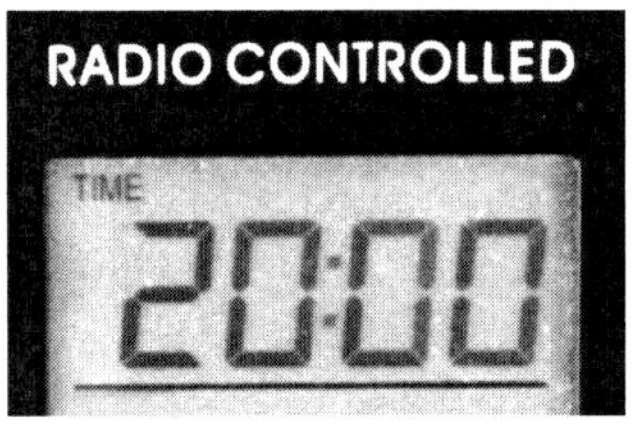

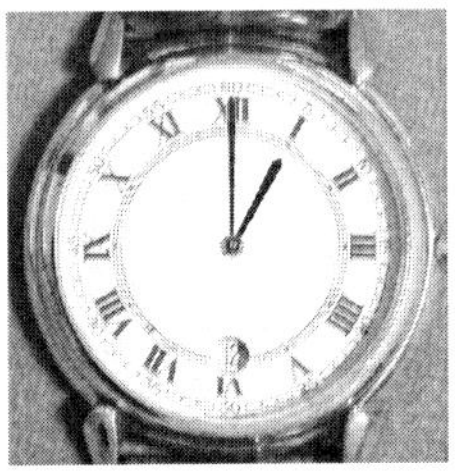

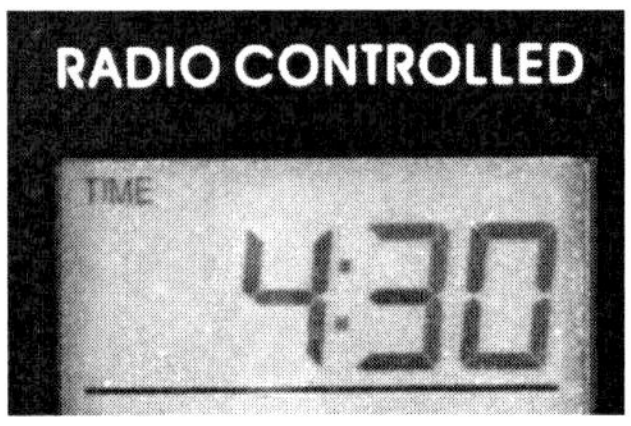

T3 **1 Was ist das?**

- ❑ ein Tageskalender
- ❑ ein Wochenkalender
- ❑ ein Monatskalender

T3 **2 Ordnen Sie die Termine den Wochentagen zu. Notieren Sie die Termine im Kalender.**

Mo, 7.10. 11 Uhr Sport	Di, 8.10. 16 Uhr Kino	Mi, 9.10. 9 Uhr Logo
Fr, 11.10. 15 Uhr Friseur	Sa, 12.10. 20 Uhr Skat	

T3 **3 Notieren Sie die Termine im Wochenkalender.**

– Mo, 7.10.	8 Uhr	Zahnarzt
– Do, 10.10.	19 Uhr	Besuch Lisa

T3 **4 Notieren Sie die Termine im Wochenkalender.**

– Do, 10.10.	14 – 16 Uhr	Kegeln
– So, 13.10.		Ausflug Chiemsee

5 Schauen Sie im Kalender. Welcher Wochentag ist das?

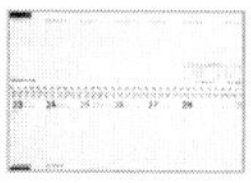

1. Januar	________	11. Juli	________
24. März	________	2. Oktober	________
17. Mai	________	21. Dezember	________

1 Was für ein Wochentag ist das? T4

– der 4. Mai ______________________

– der 18. Mai ______________________

– der 29. Mai ______________________

2 Wann ist das? T4

– Maifeiertag *Mittwoch, 1. Mai*

– Christi Himmelfahrt ______________________

– Pfingsten ______________________

____

– Muttertag ______________________

3 Das ist der Kalender von Frau Lüger.
Wie oft hat sie im Mai Physiotherapie? T4

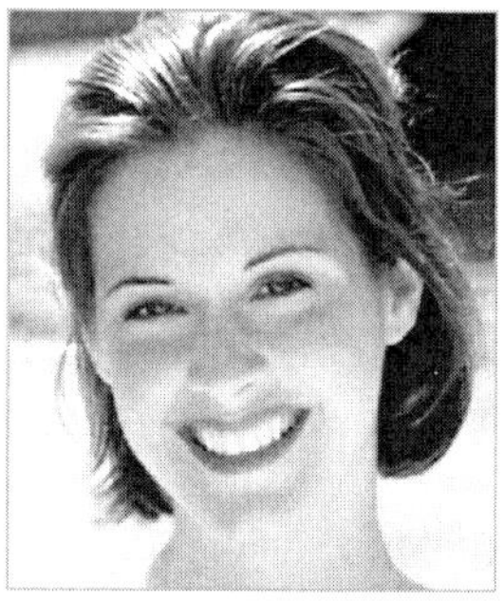

_____ Mal

Wann hat sie Physiotherapie?

Wochentag	Datum	Uhrzeit

T4 **4 Welcher Tag im Mai ist im Kalender noch frei?**

❑ der 7. Mai ❑ der 24. Mai

T4 **9. Mai oder 31. Mai: Welcher Tag ist im Kalender noch frei?**

5 Kennen Sie jemanden, der im Mai Geburtstag hat? Wann?

Name ______________________ Datum ______________

______________________ ______________

T4 **Tragen Sie die Daten in den Monatskalender ein.**

6 Geburtstage bekannter Personen.
Was für ein Wochentag ist das dieses Jahr?
Schauen Sie in einem Kalender.

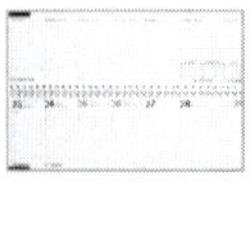

Graf von Zeppelin	* 8. Juli	______________
Louis Armstrong	* 4. August	______________
Papst Johannes Paul II.	* 18. Mai	______________
Maria Callas	* 2. Dezember	______________

Können Sie feststellen, an welchem Wochentag diese Personen geboren wurden? Dafür müssen Sie das Geburtsjahr herausfinde

7 Terminabsprache. T4
Ihre Therapeutin schägt Ihnen Termine vor. Schauen Sie in den Monatskalender, ob die Termine noch frei sind.

Beispiel – *Da kann ich.*
– *Da kann ich nicht.*

8 Ihre Therapeutin gibt Ihnen die Terminvereinbarung der Logopädie T5. Übertragen Sie die Termine in den Monatskalender. T4 T5

9 T6: Kleines Quiz „Wann war das?" T6

10 Notieren Sie Ihr Geburtsdatum.

______ __________ ______

Schauen Sie jetzt im Internet nach, an welchem Wochentag Sie geboren wurden.
„www.kalenderland.com" **> *Online-Kalender***
> *Ewiger Kalender*

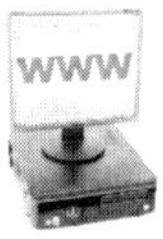

Wochentag | |
|---|

T7 **1 Für welchen Tag wird das Wetter vorhergesagt?**

____

T7 **2 Wie soll das Wetter am Dienstag werden?**

	Sonne	Wolken	Regen
Vormittag	❑	❑	❑
Mittag	❑	❑	❑
Nachmittag	❑	❑	❑

T7 **3 Wie hoch sollen die Temperaturen werden?**

	höchste Temperatur	niedrigste Temperatur
Dienstag	°C	°C

T7 **4 Schauen Sie im Text nach. Stimmt das?**

	JA	NEIN
• Es weht ein leichter Wind.	❑	❑
• In den kommenden Tagen wird das Wetter besser.	❑	❑
• Auch in den kommenden Tagen regnet es.	❑	❑
• Es wird wärmer.	❑	❑

5 Ein digitales Thermometer.

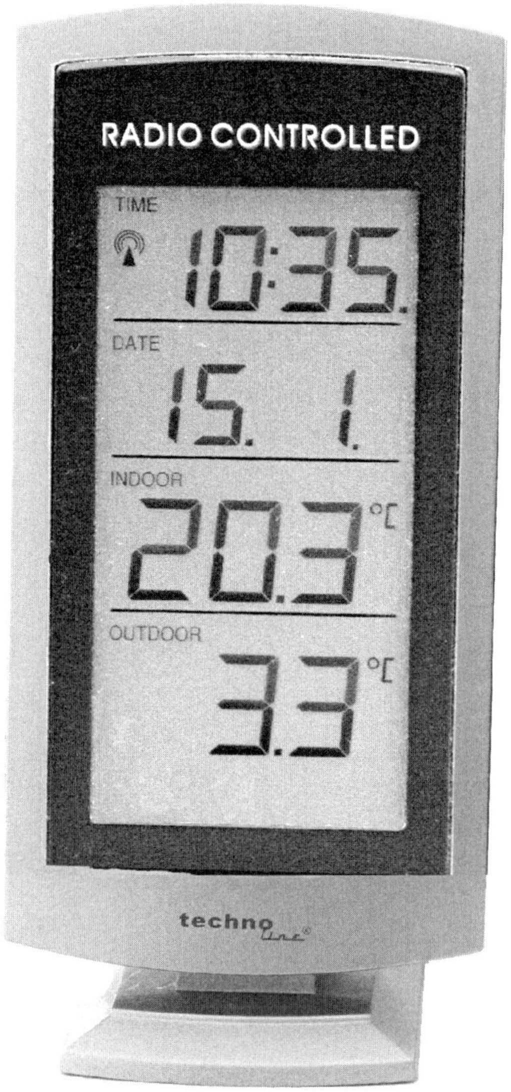

Welchen Monat erkennen Sie?

- ❑ Januar
- ❑ Juni
- ❑ September

Welche Uhrzeit?

____

Wie hoch ist die Temperatur?

- im Zimmer ____________
- im Freien ____________

T8 1 Wie wird das Wetter?

	sonnig	bewölkt	regnerisch
Mittwoch	❑	❑	❑
Donnerstag	❑	❑	❑
Freitag	❑	❑	❑

	höchste Temperatur	niedrigste Temperatur
Mittwoch	°C	°C
Donnerstag	°C	°C

T8 2 Wie finden Sie das Wetter in den kommenden Tagen?

	gut	nicht gut
Dienstag	❑	❑
Mittwoch	❑	❑
Donnerstag	❑	❑
Freitag	❑	❑

T8 3 Stimmt das?

	JA	NEIN
• In der Nacht von Dienstag auf Mittwoch regnet es.	❑	❑
• Am Dienstag wird das Wetter schlechter.	❑	❑
• Am Donnerstag wird das Wetter noch schlechter.	❑	❑

T8

4 Urlaubszeit.
Urlaub am Starnberger See. Was kann man dort vom 16. bis 19.7. unternehmen? Schauen Sie, wie das Wetter wird. An welchem Tag ist das Wetter günstig?

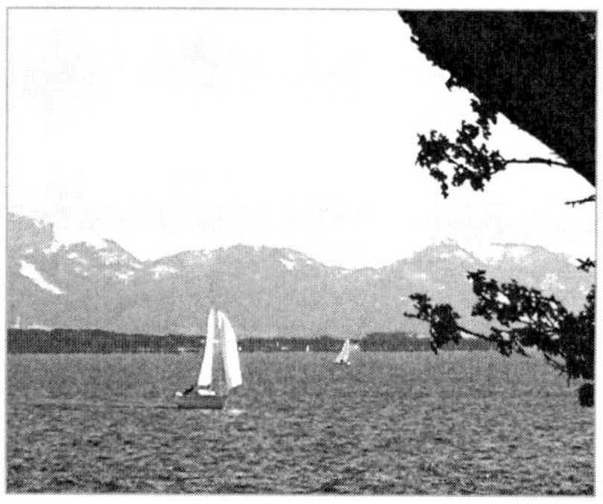

Urlaubsaktivität	**Tag**
• eine Wanderung machen	______________
• am See faulenzen und baden	______________
• in ein Museum gehen	______________
• eine Radtour machen	______________

5 Schauen Sie auf ein Innenthermometer im Zimmer.
Wie hoch ist die Temperatur?

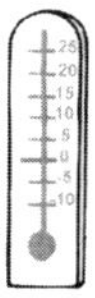

__________ °C

Schauen Sie auf ein Außenthermometer im Freien.
Wie hoch ist die Temperatur?

__________ °C

6 Wie ist bei Ihnen zur Zeit das Wetter?

Sonne – Wolken – Wind – Regen – Schnee

Wir haben ______________

____

____

7 Nehmen Sie eine Tageszeitung und schlagen Sie die Seite mit der Wettervorhersage auf.

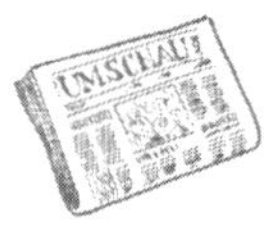

Wie wird das Wetter in den nächsten Tagen? Schauen Sie in der Zeitung nach und notieren Sie.

Tag	**Temperatur**	Sonne – Wolken – Wind – Regen – Schnee
______	______ bis ______	______
______	______ bis ______	______
______	______ bis ______	______
______	______ bis ______	______
______	______ bis ______	______

8 Analog und digital. Was gehört zusammen? Verbinden Sie.

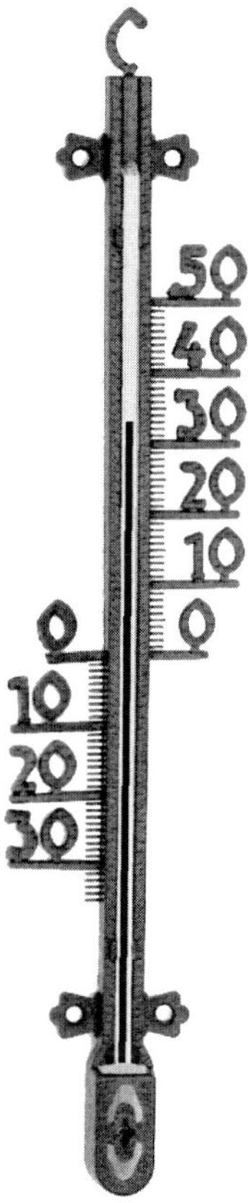
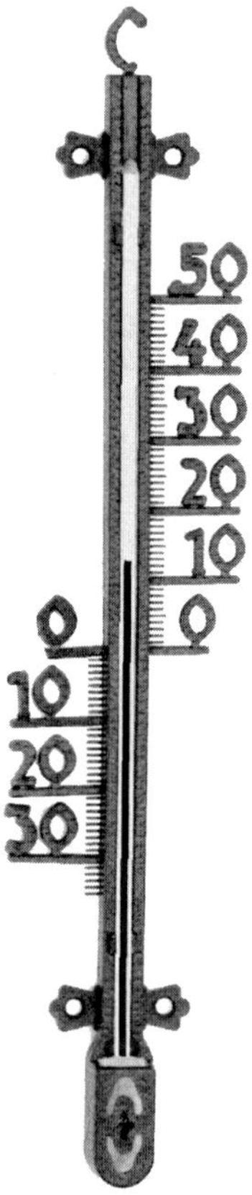
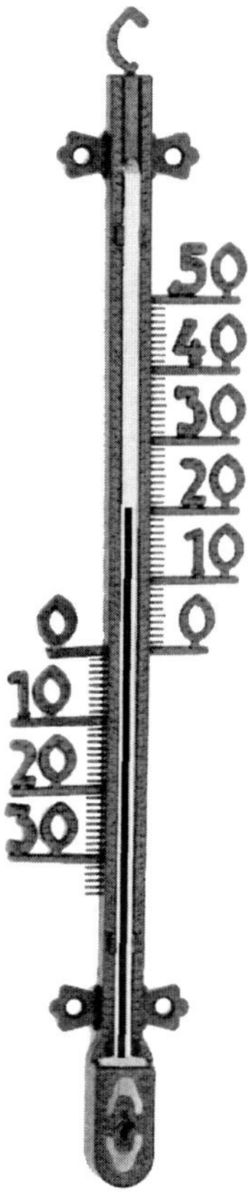
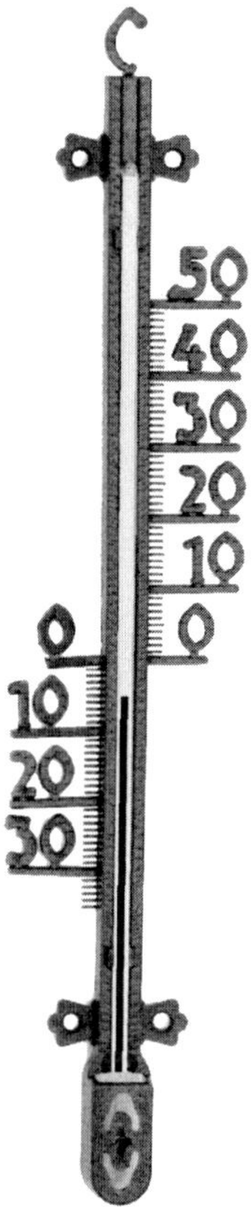

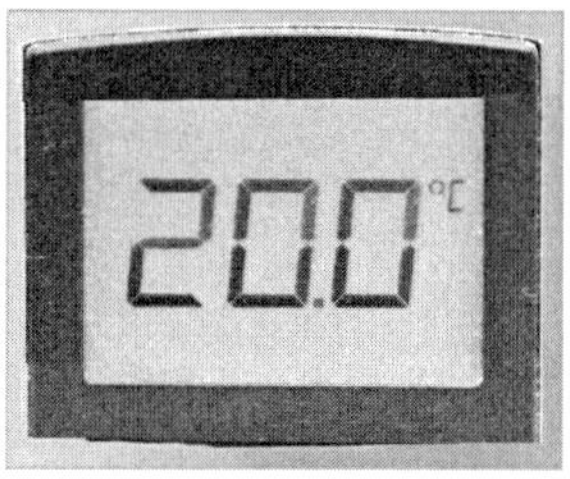

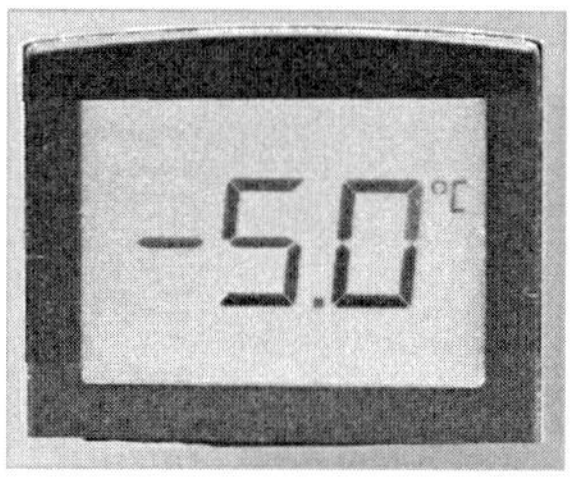

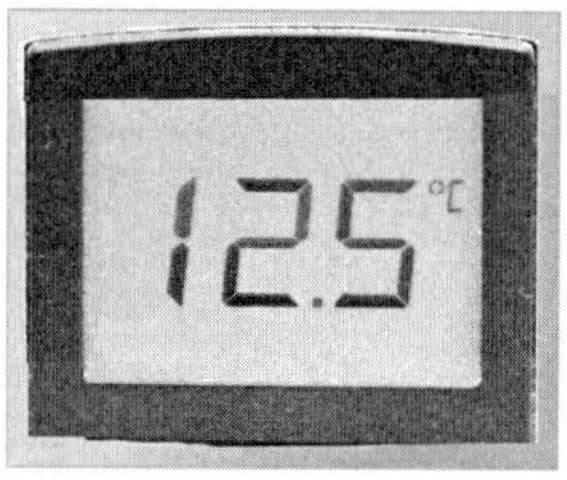

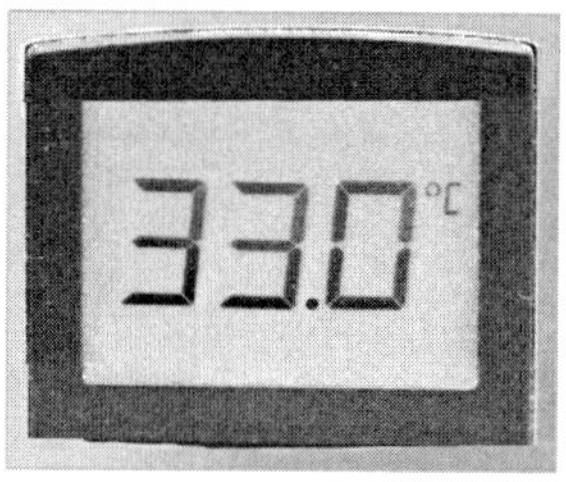

T9 1 Einkaufen im Frischmarkt Hermann.

	Ware	Menge	Preis
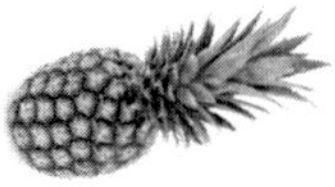	____________	________	______ €
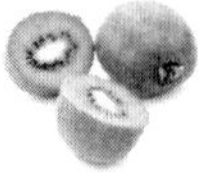	____________	________	______ €
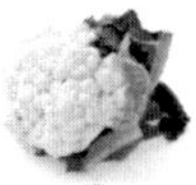	____________	________	______ €
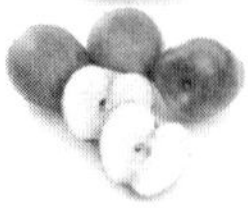	____________	________	______ €
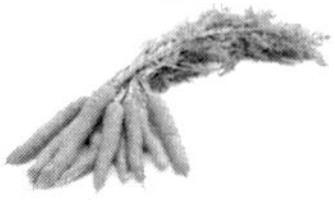	____________	________	______ €

T10 2 Einkaufen. Was kostet das in Resis Shop?

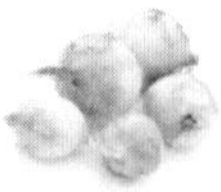	1 kg Zwiebeln	______ €
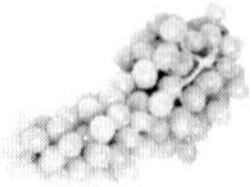	1 kg Weintrauben	______ €
	gesamt	€

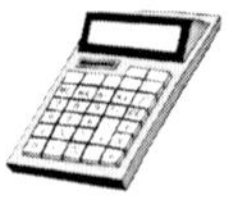

T9 T10 3 Vergleichen Sie die Preise von Frischmarkt Hermann und Resis Obst- und Gemüseshop.

	Hermann	**Resis Shop**
1 kg Äpfel	______ €	______ €
1 Kiwi	______ €	______ €
1 Blumenkohl	______ €	______ €
1 Ananas	______ €	______ €

In welchem Geschäft kann man billiger einkaufen?

4 Sie kaufen im Frischmarkt Hermann ein. Was kosten die Waren?

T9

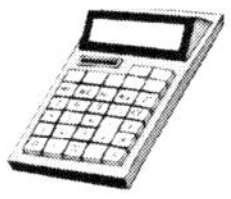

Einkaufszettel

1 Bund Karotten
1 Blumenkohl
4 Kiwis
2 Kilo Äpfel

Karotten	1 Bund			______ €
Blumenkohl	1 Stück			______ €
Kiwi	1 Stück	______ €	x 4	______ €
Äpfel	1 kg	______ €	x 2	______ €
			gesamt	

5 Was bekommt die Verkäuferin? Kreuzen Sie an. (→ Ü4)

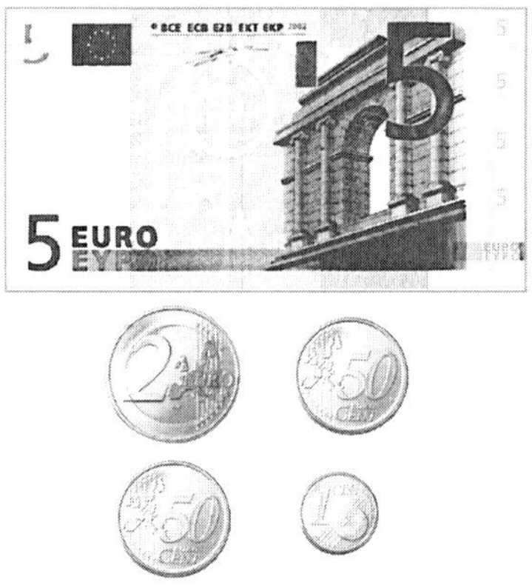

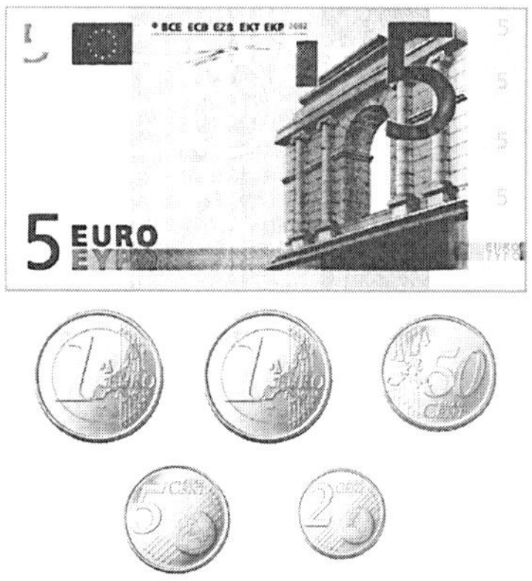

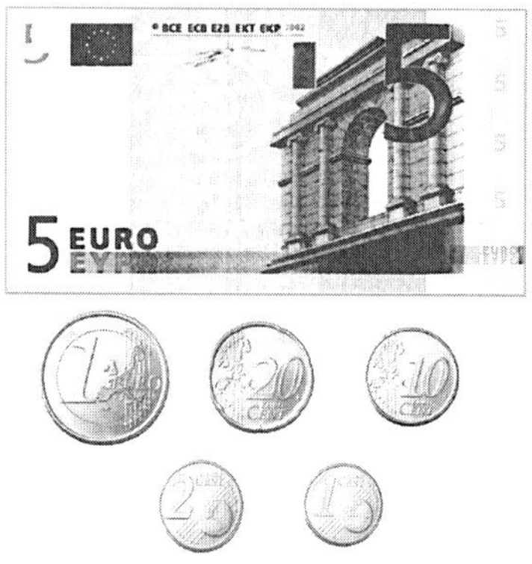

6 Zählen Sie Geld ab.

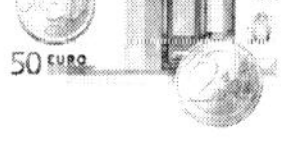

- 1,10 €
- 0,27 €
- 1,45 €
- 2,67 €
- 6,93 €
- 7,57 €

T10 7 Woher kommen die Waren in Resis Shop?

Kiwis	Äpfel	Weintrauben
___________	___________	___________
Zwiebeln	Blumenkohl	
___________	___________	

8 Woher kommen die Waren? Zeigen Sie die Länder auf der Karte. (→ Ü7)

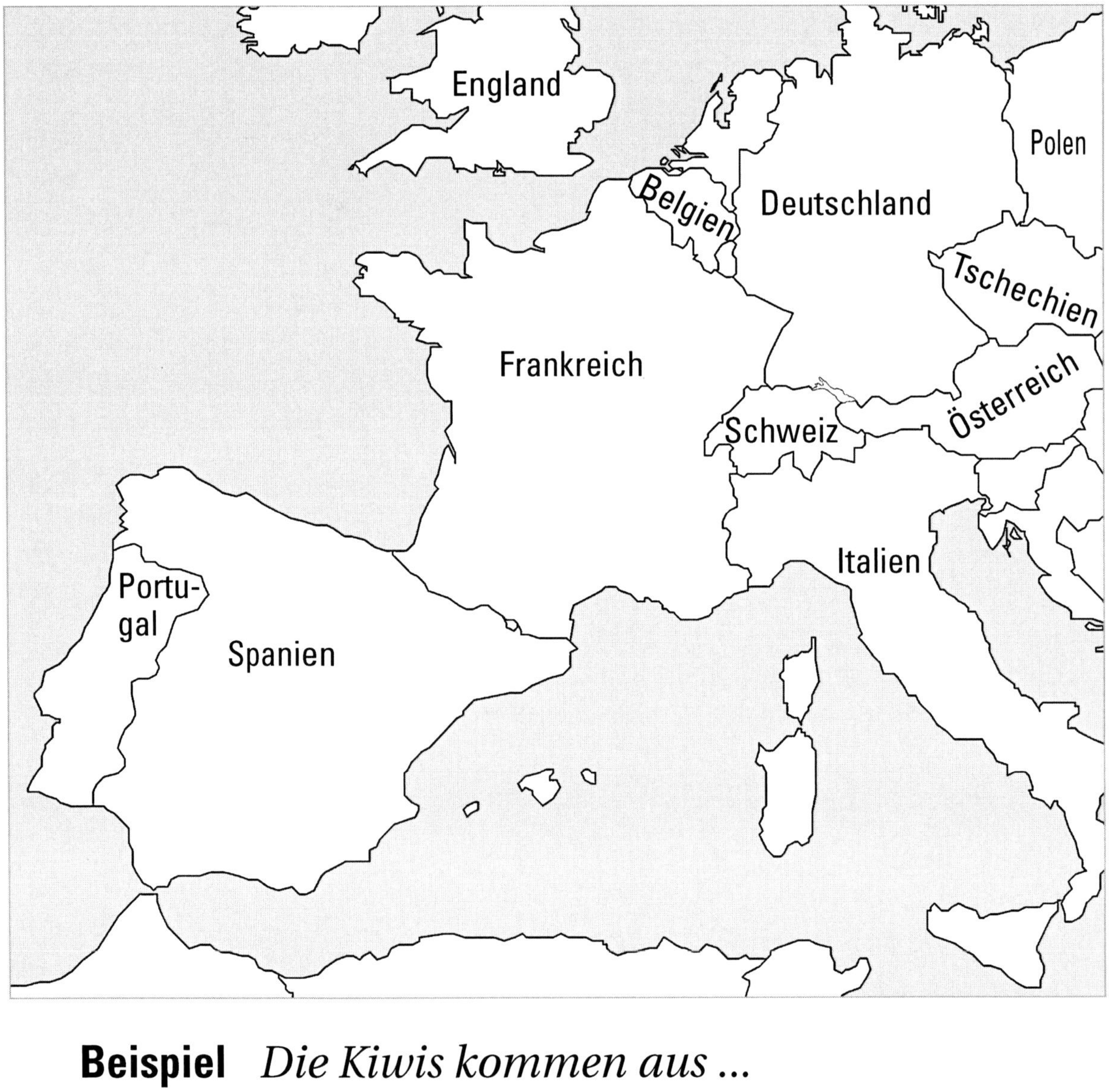

Beispiel *Die Kiwis kommen aus ...*

1 Was ist das? T11

- ❑ Fahrkarte
- ❑ Quittung
- ❑ Eintrittskarte

2 Was wurde gekauft? T11

Ware ______________________ Preis ________ €

______________________ ________ €

3 Was kosten die Waren? T11

[€]

4 Wie hoch ist der Mehrwertsteuer-Betrag? T11

[€]

5 Tragen Sie von Supermarkt-Quittungen Waren und Preise ein.

Ware ______________________ Preis ________ €

______________________ ________ €

______________________ ________ €

______________________ ________ €

T12 **1 Was ist das Weinkontor?**

- ❏ eine neue Straße
- ❏ eine neue Weinsorte
- ❏ ein neues Geschäft

T12 **2 Das sind wichtige Informationen.**

- Was kann man in dem Geschäft kaufen? ______________
- Wo ist das Weinkontor? ______________
- Wann ist die Eröffnung? ______________

T12 **3 Was kann man zur Eröffnung billig kaufen?**

Anzahl Flaschen	Weinsorte	Preis
		€

T12 **4 Was kostet eine Flasche Chianti?**

__________ € : __________ = [€]

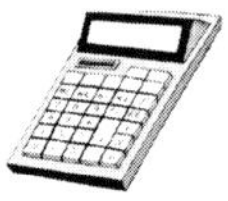

1 Das sind wichtige Informationen. T13

– Produkt ____________________

– Art der Weine ____________________

– Weinhandlung ____________________

2 Aus welchen Ländern kommen die angebotenen Weine? T13

– die Weißweine ____________________

____

– die Rotweine ____________________

____

____

3 Tragen Sie die Länder in die Landkarte ein. (→ Ü2)

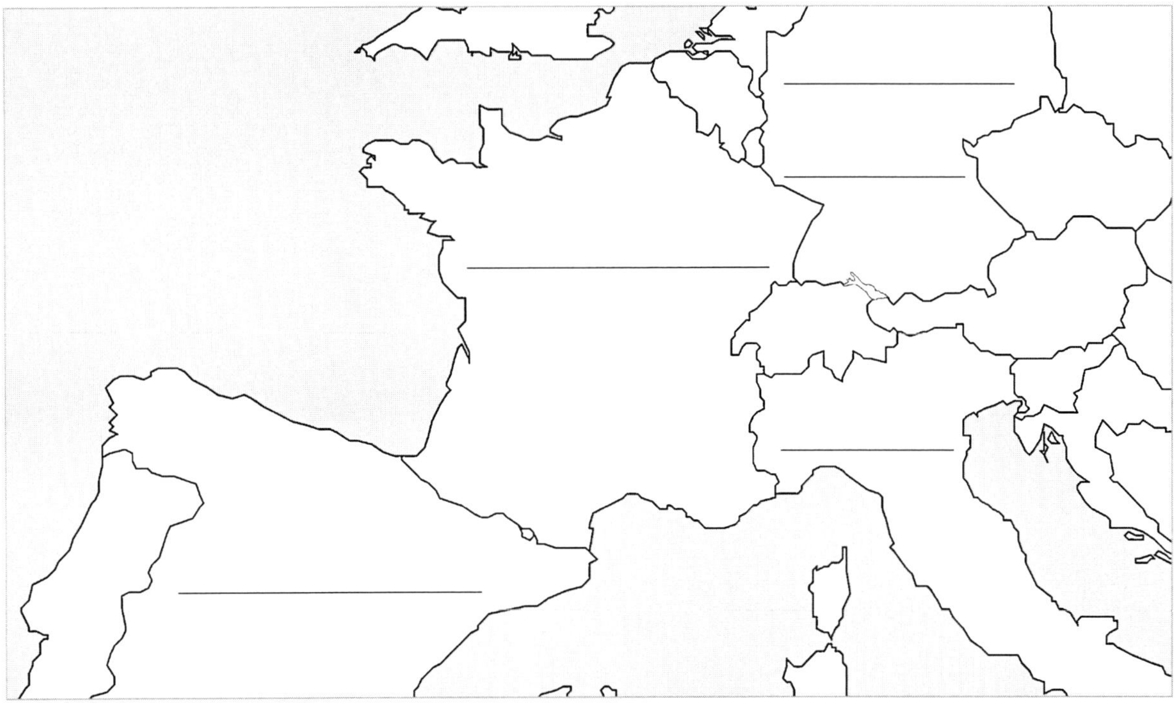

T13 **4 Was kostet das?**

1 Flasche Müller-Thurgau ________ €

1 Flasche Rioja ________ €

gesamt [€]

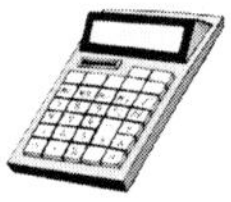

T13 **5 Sie wollen zu einem Fischgericht eine Flasche Wein kaufen. Welcher Wein passt?**

Wein	Preis
	€

T13 **6 Was kosten 6 Flaschen Chianti?**

1 Flasche kostet ________ €

6 Flaschen kosten ________ € x 6 = [€]

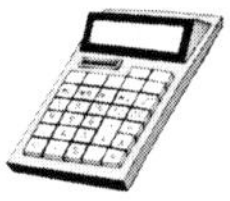

T13 **7 Was kosten 3 Flaschen Bordeaux-Wein?**

1 Flasche ________ €

3 Flaschen ________ € x ____ = [€]

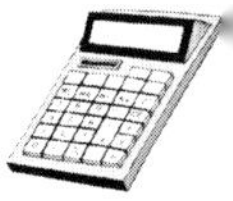

8 Deutsche Weinanbaugebiete.

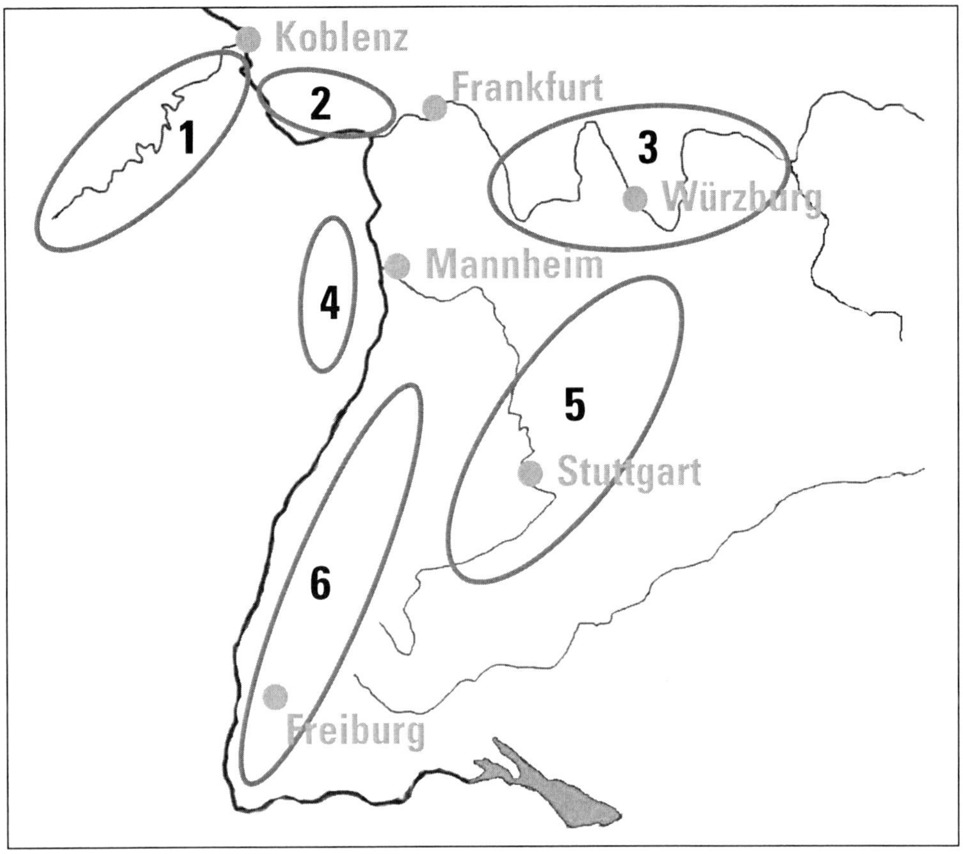

Um welche Weinanbaugebiete handelt es sich?

	Baden	2	Rheingau		Württemberg
	Franken		Rheinpfalz		Mosel

T14 1 Sie wollen Frikadellen zubereiten. Was brauchen Sie?

- ______g Hackfleisch
- ___Zwiebel
- ___Ei
- ___Brötchen
- ___Esslöffel Öl
- ______und ________

2 Ordnen Sie die Handlungskarten den Bildern zu.

das Brötchen einweichen	die Zwiebel in Würfel schneiden
alle Zutaten in eine Schüssel geben	alles mit der Hand gut durchkneten
Frikadellen formen	die Frikadellen in heißem Öl braten

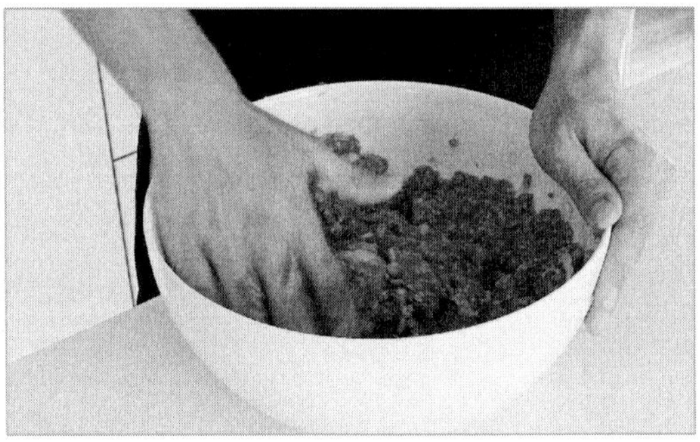
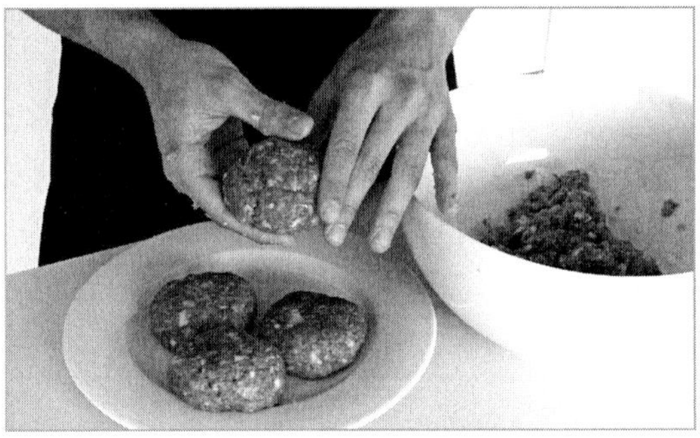
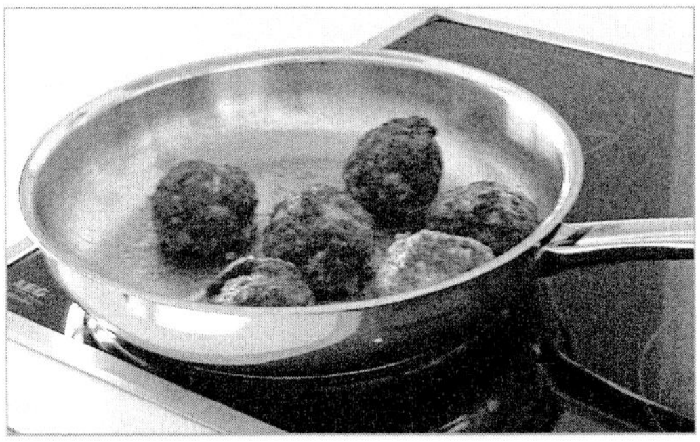
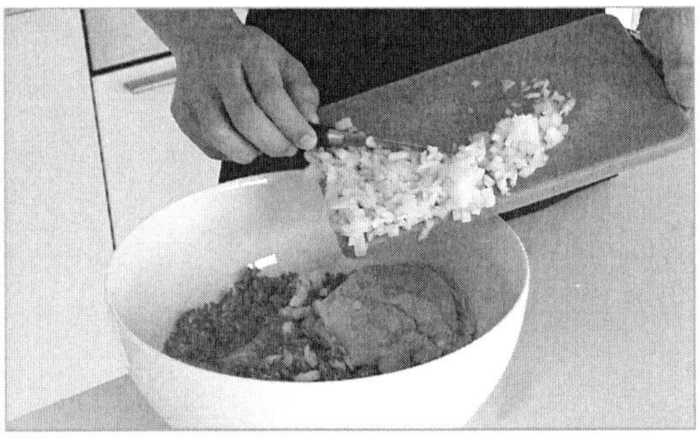
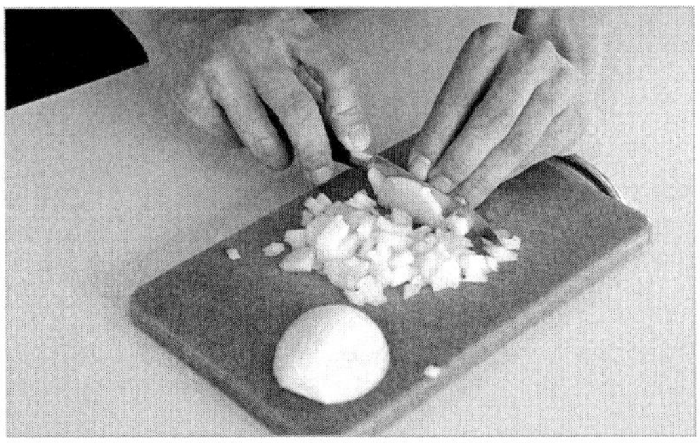
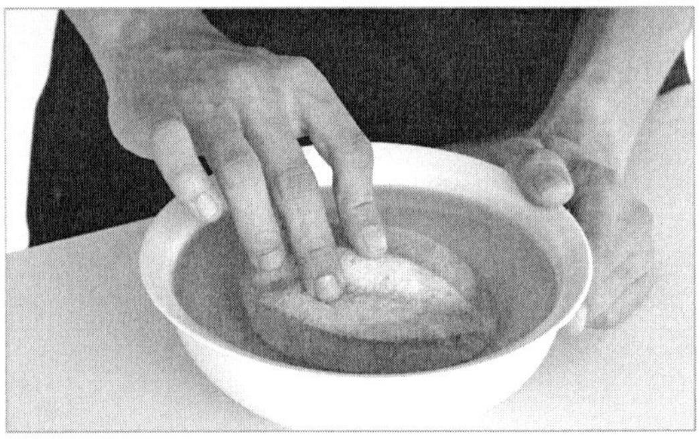

3 In welcher Reihenfolge bereiten Sie die Frikadellen zu? Ordnen Sie Bilder + Handlungskarten aus Ü2 entsprechend. T14

4 Bilden Sie Sätze nach dem Muster (→ Ü3):

Ich muss das Brötchen einweichen.

5 Wiegen Sie auf einer Waage Lebensmittel ab.

100 g Zucker 250 g Reis

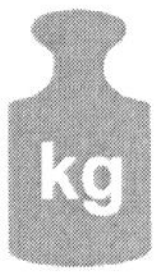

Was wiegt das?

2 Eier ____________ g

1 Zwiebel ____________ g

____________ ____________

____________ ____________

6 Suchen Sie in einem Kochbuch das Rezept für einen Gulasch. Welche Zutaten braucht man dafür?

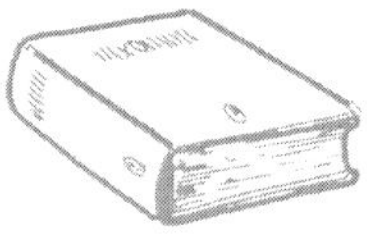

Menge Lebensmittel

- ____________ ____________________
- ____________ ____________________
- ____________ ____________________
- ____________ ____________________
- ____________ ____________________

T15 1 Rezept für einen Obstsalat. Welche Zutaten brauchen Sie?

❏ Äpfel	❏ Honig	❏ Zitronen	❏ Weintrauben
❏ Kiwis	❏ Ananas	❏ Kirschen	❏ Mandelsplitter

T15 2 Sie wollen den Obstsalat zubereiten.

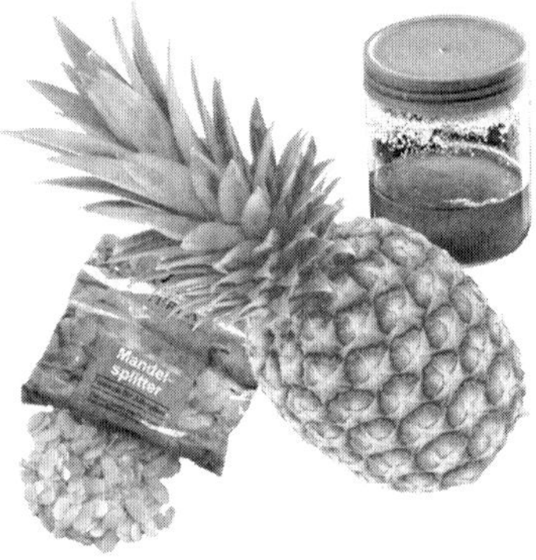

Das haben Sie zu Hause:

– Ananas
– Mandelsplitter
– Honig

Haken Sie diese Zutaten im Rezept ab.

T15 3 Was müssen Sie für den Obstsalat noch einkaufen?

________________ ________________

____

T10 4 Sie kaufen in Resis Shop Obst für den Obstsalat ein. Was kosten die Waren?

	Preis
1 Kilo Äpfel	________ €
4 Kiwis	________ €
1 Kilo Weintrauben	________ €
gesamt	€

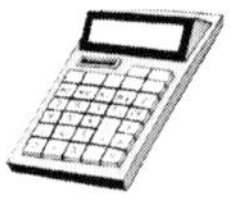

Beispiel *Die Äpfel kosten …*

5 In welcher Reihenfolge wird der Obstsalat zubereitet? Ordnen Sie die Handlungskarten entsprechend. T 15

das Obst schälen	Mandelsplitter und Honig dazugeben
das Obst in eine Schüssel geben	alles gut durchmengen
das Obst klein schneiden	den fertigen Obstsalat kalt stellen

Beispiel: *Man muss das Obst schälen.*

6 Wiegen Sie auf einer Waage verschiedene Obstsorten.

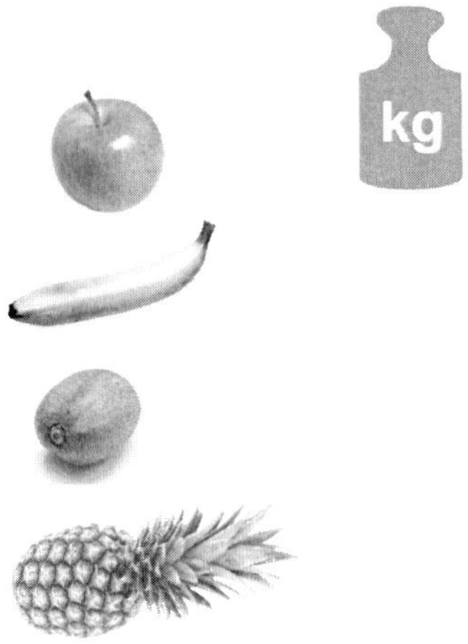

	Gewicht
1 Apfel	________ g
1 Banane	________
1 Kiwi	________
1 Ananas	________
________	________

T16 **1 Dies ist eine Seite aus einem Haushaltsbuch. Wozu braucht man ein Haushaltsbuch?**

Man schreibt in ein Haushaltsbuch,

- ❑ was man kaufen will.
- ❑ was man ausgegeben hat.

T16 **2 Tragen Sie das Datum in das Haushaltsbuch ein.**

10. – 16. Juni

T16 **3 Das sind die Ausgaben in der Woche vom 10. bis 16. Juni. Tragen Sie die Ausgaben im Haushaltsbuch in die richtige Spalte ein.**

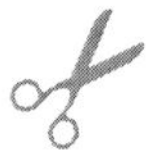

Metzger 27 €	Getränke 23,50 €	Rezept Apotheke 5 €
Bahnfahrt Ulm 64 €	Rock Lena 98 €	Zuzahlung Physio 18 €
Tanken 35 €	Schuhe Sven 82 €	Reparatur Herd 163 €
Wohnzimmer-lampe 42 €	Bäcker 15 €	

T16 **4 Welche Ausgaben gibt es in der Woche 10. – 16. Juni?**

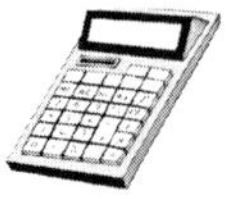

– bei jeder der 5 Spalten (Lebensmittel, Wohnung ...)

– insgesamt

1 Wozu gehört das?

T17

- ❑ Waschmaschine
- ❑ Bügeleisen
- ❑ Geschirrspüler

2 Malen Sie die 4 Waschbereiche „Wolle“, „Feinwäsche“, „Koch-/Buntwäsche“ und „Pflegeleicht“ in verschiedenen Farben an.

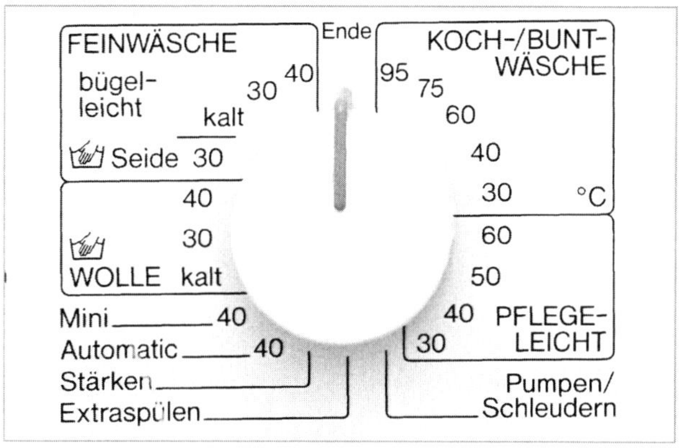

3 Ordnen Sie die Kleidungsstücke den 4 Waschbereichen zu.

Seidenbluse – Handtuch – Wollpullover – Sporttrikot

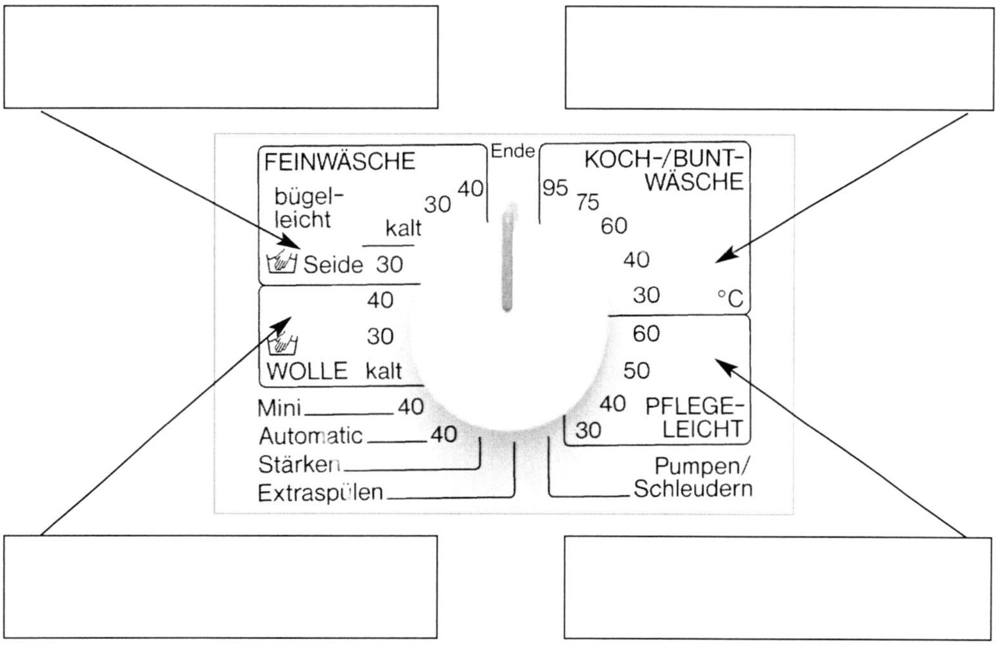

T17 **4 Wie werden diese Wäschestücke gewaschen?**

T

	Waschbereich	Temperatur
Sporttrikot rot	*Pflegeleicht* ______ ______	❑ 30° ❑ 40° ❑ 60° ❑ 95°
Wollpullover	______ ______	❑ kalt ❑ 30° ❑ 40° ❑ 95°
weiße Tischdecke	______ ______	❑ kalt ❑ 30° ❑ 60° ❑ 95°
Baumwollhemd rot kariert	______ ______	❑ kalt ❑ 40° ❑ 60° ❑ 95°
Seidenbluse blau	______ ______	❑ kalt ❑ 30° ❑ 60° ❑ 95°
Unterhemd weiß	______ ______	❑ kalt ❑ 40° ❑ 60° ❑ 95°

1 Brennspiritus kann in vier Bereichen verwendet werden. Ordnen Sie die folgenden Wortkarten den vier Bereichen auf dem Etikett zu. T18

Haushalt	Freizeit
Handwerk	Autopflege

2 Dies ist das Typenschild eines Staubsaugers.

Sie wollen Filterbeutel für diesen Staubsauger kaufen. Der Verkäufer fragt Sie, um welchen Staubsauger es sich handelt.

Marke ______________

Typ ______________ Modell ______________

Weitere Informationen auf dem Typenschild.

Leistung ____________ Watt

elektrische Spannung ____________ Volt

hergestellt in ______________

T19 **1 Überschrift „Schimmel in der Wohnung". Für wen sind diese Informationen wichtig?**

- ❑ für Leute, die eine Wohnung gemietet haben
- ❑ für Leute, die ein Haus bauen
- ❑ für Leute, die einen Garten haben
- ❑ für Leute, die in der Wohnung Schimmel haben
- ❑ für Leute, die im Sommer in Italien Urlaub machen
- ❑ für Leute, die keinen Schimmel in ihrer Wohnung haben wollen

2 Wann kann es in einer Wohnung Schimmel geben? Was wissen Sie darüber?

- ❑ Wenn die Luft in der Wohnung feucht ist.
- ❑ Wenn die Luft in der Wohnung trocken ist.
- ❑ Wenn es in der Wohnung warm ist.
- ❑ Wenn es in der Wohnung kalt ist.

T19 **3 Lesen Sie Teil 1 des Textes. Wann kann es in einer Wohnung Schimmel geben?**

- Wenn die Luft in der Wohnung sehr ____________ ist

und

- wenn es in der Wohnung zu ____________ ist.

4 Lesen Sie jetzt die Tipps zur Schimmelvermeidung. Was kann man gegen Schimmel in der Wohnung tun? Nennen Sie 3 Punkte. T19

- ______________________________

  ____
- ______________________________

  ____
- ______________________________

  ____

5 Wie soll man auf keinen Fall lüften? T19

Fenster lange Zeit auf ____________ stellen – besonders, wenn es draußen kalt ist.

6 Hatten Sie schon einmal Schimmel in Ihrer Wohnung? Wenn JA: Wo?

- In welchen Räumen? ______________________________

  ____
- Wo gab es Schimmel?

  ❏ in einer Ecke
  ❏ an einer Außenwand
  ❏ nahe bei einem Fenster
  ❏ hinter der Heizung
  ❏ an der Decke

T20 **1 Wer bekommt so eine Abrechnung von den Stadtwerken?**

- ❑ Leute, die ein Auto kaufen
- ❑ Leute, die in einem Hotel Urlaub machen
- ❑ Leute, die eine Wohnung oder ein Haus haben

T20 **2 Um was für eine Abrechnung handelt es sich?**

Verbrauch von ____________ ____________ ____________

im Jahr ____________________

im Wohnhaus ____________________ ____________________

Straße *Stadt*

T20 **3 Wofür bezahlt Herr Renner am meisten?**

❑ Strom ❑ Gas ❑ Wasser

Wie viel bezahlt er dafür? ____________ €

T20 **4 Wie hoch ist die gesamte Vorauszahlung im Jahr 2012?**

____________ €

Wie hoch ist die Vorauszahlung in einem Monat?

____________ € : ______ = [€]

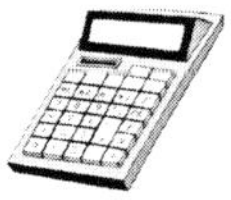

5 Was kostet ein Kubikmeter Wasser? T20

[ ] €

6 Was stimmt? T20

- ❑ Herr Renner muss noch 24,12 € an die Stadtwerke bezahlen, weil seine Vorauszahlung zu niedrig war.
- ❑ Herr Renner bekommt 24,12 € von den Stadtwerken zurück, weil seine Vorauszahlung zu hoch war.

7 Nehmen Sie die Jahresendabrechnung Ihrer Stadtwerke und schauen Sie, was Sie im letzten Jahr für Strom, Gas und Wasser bezahlt haben.

Strom ____________ €

Gas ____________ €

Wasser ____________ €

8 Was kostet das bei Ihren Stadtwerken?

– eine Kilowattstunde Strom ________ ct

– ein Kubikmeter Wasser ________ €

T21 **1 An wen richten sich diese Anzeigen? (A, B)**

- ❑ an Personen, die schön wohnen
- ❑ an Personen, die eine Wohnung vermieten wollen
- ❑ an Personen, die eine Wohnung mieten wollen

T21 **2 Anzeige A. Das sind die wichtigen Informationen.**

- Wer sucht eine Wohnung? ____________________
- Wie viele Zimmer brauchen die Leute? ____________________

Wie soll die Wohnung sein?

- ❑ behindertengerecht
- ❑ mit Gäste-WC
- ❑ ruhig
- ❑ mit Balkon oder Terrasse
- ❑ im Zentrum

T21 **3 Anzeige B. Das sind die wichtigen Informationen.**

- Wer sucht eine Wohnung? ____________________
- Wie viele Zimmer brauchen die Leute? ____________________
- Was brauchen sie noch? ____________________

____

Anzeige B. Was stimmt? T21

- ❏ Die Leute haben ein Haustier.
- ❏ Sie rauchen nicht.
- ❏ Sie wollen ruhig wohnen.
- ❏ Sie wollen nur wenig Miete bezahlen.

4 Lesen Sie die folgende Anzeige.

Helle 3-Zi.-Wohnung zu vermieten

Schöne 3-Zi.-Neubauwohnung in Zentrumsnähe von Privat zu vermieten. Einbauküche, Gäste-WC und große Terrasse. Erdgeschoss, behindertengerecht. Miete: 550 €. Kaution. Tel.: 07537 3917 (werktags ab 17 Uhr)

Wozu passt diese Anzeige? Zu A oder B? Vergleichen Sie. T21

❏ A ❏ B

5 Welche Wohnungsgröße benötigen Sie selbst? Wie viele Zimmer brauchen Sie?

❏ 1 Zimmer ❏ 2 Zimmer ❏ 3 Zimmer
❏ 4 Zimmer ❏ Einfamilienhaus

Suchen Sie in Ihrer Tageszeitung eine passende Wohnung.

Anzahl Zimmer	Quadratmeter	Preis

T22 **1 Wo finden Sie solche Anzeigen? (A – C)**

- ❏ in einem Buch
- ❏ in einer Zeitung
- ❏ bei der Bank oder Sparkasse

T22 **2 An wen richten sich diese Anzeigen?**

- ❏ an Menschen, die einen Beruf lernen wollen
- ❏ an Menschen, die eine Wohnung kaufen wollen
- ❏ an Menschen, die eine Wohnung mieten wollen

T22 **3 Anzeige A. Notieren Sie die wichtigen Informationen.**

Wie viele Zimmer gibt es?	
Wie ist die Lage?	
Wie hoch ist die Miete?	
andere wichtige Informationen	❏ keine Haustiere erwünscht ❏ Gäste-WC ❏ Terrasse ❏ Garage ❏ zentrale Lage ❏ Küche und Bad

4 Anzeigen B und C. Notieren Sie die wichtigen Informationen. T 22

	Anzeige B	Anzeige C
Größe	______	______
Anzahl d. Zimmer	______	______
andere Räume	______	______
	______	______
Lage	______	______
Miete	______	______
andere wichtige Informationen	______	______
	______	______
	______	______
	______	______

5 Abkürzungen bei Immobilien.

Whg. •	• Erdgeschoss
EG •	• Wohnung
OG •	• Küche
KÜ •	• Dusche
DU •	• Obergeschoss
Zi. •	• Nebenkosten
NK •	• Zimmer

T22 **6 Welche Wohnung ist geeignet? Notieren Sie die Nummer der Anzeige: A, B oder C.**

- Frau und Herr Riedel, 33 Jahre alt, suchen eine Wohnung. Sie gehen abends öfter aus, treffen Freunde und haben gern etwas Leben um sich. ☐

- Sandra Koch ist Studentin an der Friedrich-Schiller-Universität. Sie sucht für die nächsten Jahre ein Zimmer oder ein kleines Appartment. ☐

- Mark und Silke Beck sind fünf Jahre verheiratet; sie haben zwei Kinder. Becks suchen eine Wohnung oder ein kleines Haus mit guter Anbindung ans Zentrum und etwas Auslauf im Freien. ☐

7 Suchen Sie im Internet die Stadt, in der Sie wohnen.
z. B. „www.maps. google.de"
auch: „www.maps. google.at"
„www.maps. google.ch"

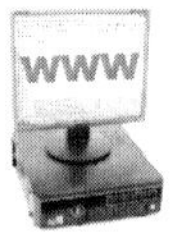

Geben Sie ein: – Ihre Stadt
– die Straße
– die Hausnummer

Zeigen Sie Ihrer Therapeutin, wo Sie wohnen.

8 Ein Ehepaar möchte in Dornbirn (Österreich) eine Wohnung mieten.

Suchen Sie im Internet drei passende Objekte.
„www.immowelt.at"

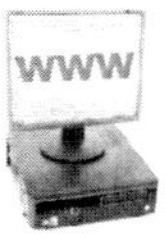

Geben Sie ein: – 3 Zimmer Miete
– Dornbirn

	Größe	Preis	Ausstattung
1	________	________	______________________________
			______________________________
2	________	________	______________________________
			______________________________
3	________	________	______________________________
			______________________________

T23 **1 Was ist das?**

- ❏ Werbung für Gartenblumen
- ❏ Informationen über die Pflanzzeit von Blumen
- ❏ Informationen über die Blüte von Gartenblumen

T23 **2 Welche Informationen werden gegeben?**

- ❏ Farben der Blüten
- ❏ Höhe der Pflanzen
- ❏ Standort
- ❏ Pflanzzeit
- ❏ Zeit der Blüte

T23 **3 Übertragen Sie die Informationen des Gartenratgebers in die folgende Tabelle.**

	Blütezeit	Farben	Standort
Vergissmeinnicht			
Dahlie			
Narzisse			
Pfingstrose			
Schneeglöckchen			
Iris			
Löwenmäulchen			
Herbstaster			
Tulpe			

4 Sie wollen ein Beet mit Frühjahrsblühern anlegen. Welche Pflanzen sind geeignet? (→ Ü3)

________________ ________________

________________ ________________

5 Dem Besitzer eines Gartens gefallen weiße und blaue Blüten. Welche Blumen sind geeignet? (→ Ü3)

	Blume	Farbe
Frühling		
Sommer		
Herbst		
Winter		

6 In einem Garten gibt es viele Bäume, also viel Schatten. Nennen Sie 3 Blumen, die für diesen Garten nicht geeignet sind. (→ Ü3)

________________ ________________

____

T24 **1 Was ist das?**

- ❏ Informationen zum Säen von Rasen
- ❏ Informationen zum Düngen von Rasen
- ❏ Informationen zum Mähen von Rasen

T24 **2 Das sind wichtige Informationen zum Düngen.**

Wie viel Dünger braucht man pro m²? ______________

Wie soll der Boden sein? ______________

Wie soll das Wetter sein? ______________

T24 **3 Wann soll man düngen?**

- ______________
- ______________

T24 **4 Wie viel Dünger ist in der Packung?**

____

T24 **5 In der Packung sind 3 kg Rasendünger (= 3000 Gramm). Sie streuen 25 Gramm auf einen Quadratmeter. Für welche Fläche reicht eine Packung?**

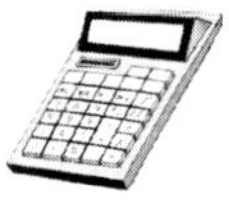

❏ 40 m^2 ❏ 120 m^2 ❏ 1000 m^2

1 Was ist das?

T 25

❑ Informationen zum Pflanzen von Rosen

❑ Informationen zur Pflege von Rosen

❑ Informationen zum Kauf von Rosen

2 Rosenpflege im Garten. Wann soll man das machen? Kreuzen Sie an.

T 25

	Frühling	Sommer	Herbst
• düngen	❑	❑	❑
• beschneiden	❑	❑	❑
• spritzen	❑	❑	❑
• gießen	❑	❑	❑
• anhäufeln	❑	❑	❑

3 Wann sollte man Apfelbäume pflanzen? Schauen Sie im Internet.

Suchbegriff: *Pflanzzeit für Apfelbäume.*

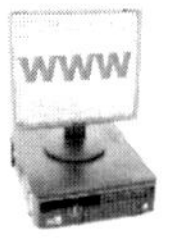

Pflanzzeit | |
|---|

T26 1 Welcher Arzt ist der richtige?

- Ihr Kind klagt über Ohrenschmerzen. ____________
- Ihr Ehepartner hat eine Grippe. ____________
- Ihre Tochter klagt über Zahnschmerzen. ____________
- Ihr Sohn kann in der Schule nicht alles lesen, was an der Tafel steht. ____________

T26 2 Notieren Sie die Sprechzeiten.

	Vormittag		Nachmittag	
	Tage	Uhrzeit	Tage	Uhrzeit
Dr. Schnelle	Mo – Fr	8 – 12	____	____
B. Sommer	____	____	____	____
Dr. Weiland	____	____	____	____

T26 3 Bei welchen Ärzten muss man sich anmelden?

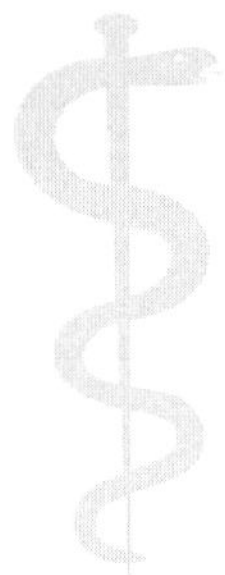

____________ ____________

T26 4 Arztbesuche.

	JA	NEIN
• Frau Müller hat mittwochs frei. Kann sie da zum HNO-Arzt gehen?	❑	❑
• Herr März will Freitagnachmittag bei seinem Hausarzt ein Rezept abholen. Geht das?	❑	❑

- Julia will Donnerstagnachmittag zum Zahnarzt gehen. Was muss sie vorher machen? ____________

5 Tragen Sie die Sprechzeiten der Praxis Dr. Schnelle ein. T26

	Mo	Di	Mi	Do	Fr
8-9					
9-10					
10-11					
11-12					
12-13					
13-14					
14-15					
15-16					
16-17					
17-18					

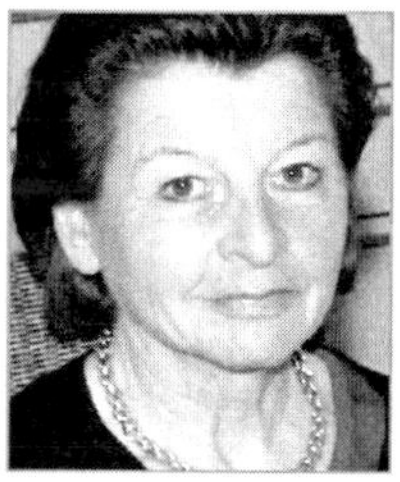

6 Rebecca Wendland arbeitet in einer Modeboutique. Das sind ihre festen Termine:

	Mo	Di	Mi	Do	Fr
8-9					
9-10					
10-11	Arbeit	Arbeit	Arbeit	Arbeit	Arbeit
11-12					
12-13					
13-14					
14-15					
15-16					
16-17	Arbeit	Arbeit		Arbeit	
17-18			Theater-		
18-19			gruppe		Sport
19-20					

Frau Wendland will einen Termin bei der Augenärztin Dr. Schnelle vereinbaren. Vergleichen Sie mit Ü5. Finden Sie einen passenden Termin.

T27 **1 Was ist die wichtigste Information des Textes?**

- ❑ In den Industrieländern wiegen die Menschen zu viel.
- ❑ Menschen, die leicht übergewichtig sind, haben eine höhere Lebenserwartung als andere.
- ❑ Die Menschen sollten nicht so oft eine Diät machen.

T27 **2 Welcher BMI-Wert wird als „normal“ bezeichnet?**

–

T27 **3 Weitere wichtige Informationen.**

- Wie ist die Lebenserwartung stark fettleibiger Menschen?

____

____

- Welche Krankheiten haben Menschen mit einem zu hohen Gewicht häufig?

____

____

4 Wenn Sie im Internet unter „BMI Index“ suchen, finden Sie zahlreiche Seiten mit einem BMI-Rechner. Zum Teil wird dabei auch das Alter berücksichtigt.

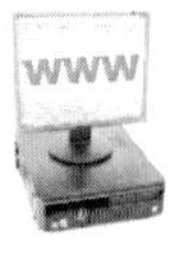

T27 **Natürlich können Sie Ihren Body-Mass-Index (BMI) auch selbst ausrechnen.**

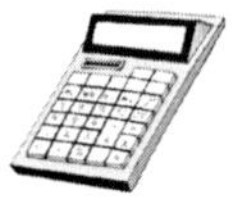

Test Ernährung
Stimmt das oder stimmt das nicht?

	RICHTIG	FALSCH
A Spät am Abend essen macht dick.	❑	❑
B 5 Mahlzeiten am Tag sind ideal.	❑	❑
C Kaffee entzieht dem Körper Flüssigkeit.	❑	❑
D Kartoffeln machen dick.	❑	❑
E Frisches Gemüse ist gesünder als Tiefkühlgemüse.	❑	❑

Lösungen

A: Stimmt nicht; es kommt vielmehr darauf an, was und wie viel man isst. – B: Stimmt nicht. – C: Stimmt nicht. – D: Stimmt nicht. – E: Stimmt auch nicht.
Bei A – E handelt es sich um sog. „Ernährungsmythen".
Quellen: www. wiwo.de; www.spiegel.de; www.blick.ch.
Weitere Ernährungsirrtümer finden Sie im Internet unter den Suchbegriffen „Ernährungsmythen" oder „Ernährungsirrtümer".

T28 **1 Wo findet man solch eine Liste?**

- ❑ in einer Zeitung
- ❑ im Schaufenster eines Friseursalons
- ❑ in einer Arztpraxis

T28 **2 Welche Informationen gibt es auf der Preistafel des Friseursalons?**

- ❑ Name des Friseursalons
- ❑ Leistungen bei Damen
- ❑ Haarfarbe der Friseurin
- ❑ Leistungen bei Herren
- ❑ Öffnungszeiten des Friseursalons
- ❑ Preise für die Leistungen
- ❑ Ausbildung der Friseurin

T28 **3 Übertragen Sie die Preise aus der Preistafel.**

	Frauen	Männer	Kinder
Haare schneiden (Trockenschnitt)	€	€	€
Waschen, schneiden und fönen	€	€	€

Wer bezahlt am meisten? Vergleichen Sie.

T28 **4 Ein Vater und sein Sohn bekommen bei Valentina einen Trockenschnitt. Was bezahlen Sie dafür?**

Vater ________ €

Sohn ________ €

gesamt ________ €

5 Bezahlen Sie die Summe mit Therapiegeld. (→ Ü4)

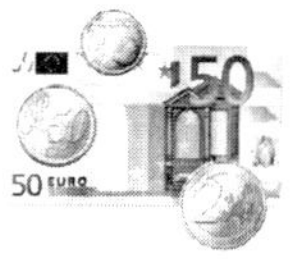

6 Eine Frau lässt sich bei der Friseurin Valentina die Haare waschen, schneiden, färben und fönen. Was kostet das? T 28

- ________ €
- ________ €

gesamt [€]

7 Bezahlen Sie die Summe mit Therapiegeld. (→ Ü6)

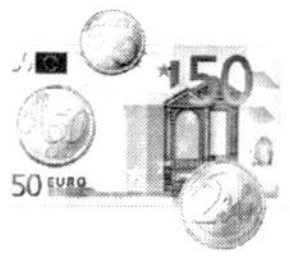

8 Vergleichen Sie Valentinas Preise mit den Preisen eines Friseursalons in Ihrer Nähe.

Leistungen		**Preise Valentina**	**Preise anderer Salon**
Damen	Trockenschnitt	17 €	
	Waschen, schneiden, fönen	32 €	
	Farbe	25 €	
	Dauerwelle	28 €	
Herren	Trockenschnitt	14 €	
	Waschen, schneiden, fönen	20 €	

T29 **1 Wo findet man eine solche Seite?**

❑ in einer Zeitung
❑ in einem Modekatalog
❑ im Fernsehen

T29 **2 Welche drei Kleidungsstücke gefallen Ihnen?**

Kleidungsstück	Farbe	Preis

T29 **3 Sie möchten Kleidung für den Alltag kaufen: wenn Sie in die Stadt oder zum Einkaufen gehen. Was kaufen Sie?**

Kleidungsstück	Preis
gesamt	

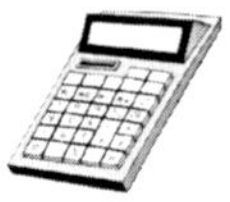

T29 **4 Sie sind zu einer Hochzeit eingeladen und wollen dafür ein neues Kleid kaufen. Was kaufen Sie?**

Kleidungsstück	Preis

5 Sie wollen in einem Katalog einen Wintermantel bestellen. Füllen Sie das Bestellformular aus.

– Art.-Nr. 235-9
– Wintermantel
– schwarz
– 198 €

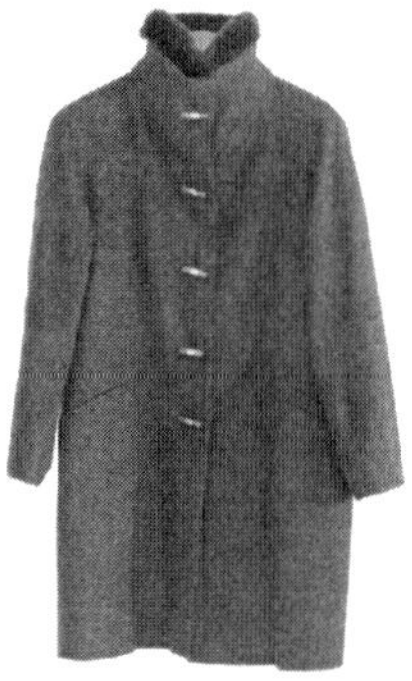

BESTELLUNG

Artikelnummer	Anzahl	Ihre Kleidergröße	Farbe

	, €
Artikel	Preis

❑ Herr ❑ Frau

Name ____________ Vorname ____________

Straße, Hausnummer ____________

PLZ ____________ Ort ____________

Ort, Datum ____________

Unterschrift ____________

T30 **1 Was ist das?**

- ❑ eine Einladung ins Kino
- ❑ eine Einladung zu einem Geburtstag
- ❑ eine Einladung zu einer Hochzeit

T30 **2 Das sind die wichtigen Informationen.**

- Wer schreibt die Einladung? ______________________
- Warum? Was für ein Fest? ______________________
- Wo findet das Fest statt? ______________________
- Wann findet das Fest statt? ______________________
- Was macht die Kapelle?

  ❑ Musik zum Tanzen ❑ Musik in der Kirche

T30 **3 Melanie Lüger hat die Einladung zum Geburtstag bekommen. Was antwortet sie?**

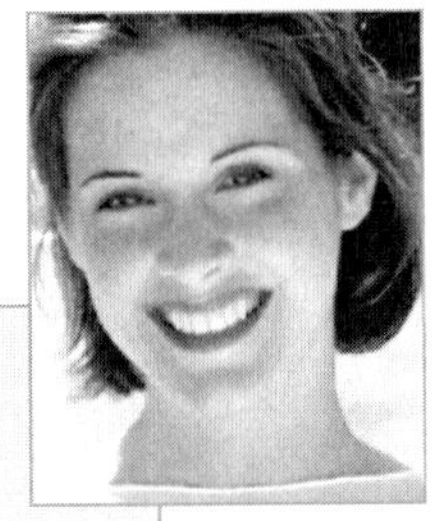

Liebe Sabine,
vielen Dank für die Einladung zu Deinem runden Geburtstag. Ich komme sehr gerne und freue mich auf das schöne Fest. Herzlich Melanie ❑

Liebe Frau Lenz,
vielen Dank für Ihre Glückwünsche. Es ist schade, dass Sie bei der Feier nicht dabei sein konnten.
Herzliche Grüße Melanie Lüger ❑

1 Das sind die wichtigen Informationen. T31

- Wie heißen die Frau und der Mann auf dem Bild oben?

  ____

- Was wollen Waltraud und Norbert machen? (2 Antworten)
  - ❑ Sie wollen heiraten.
  - ❑ Sie sind 50 Jahre verheiratet und wollen deshalb ein Fest geben.
  - ❑ Sie laden ihre Freunde und Bekannten zu dem Fest ein.

- Wann findet das Fest statt?

  ____

- Wo findet das Fest statt?

  ____

2 Sie bekommen diese Einladung. Was sollen Sie machen? T31

- ❑ Sie sollen heiraten.
- ❑ Sie sollen Bescheid geben, ob sie im Mai zu dem Fest kommen.
- ❑ Sie sollen zu Hause ein Fest geben.

T32 **1 Wo finden Sie solche Anzeigen?**

- ❑ in einem Buch
- ❑ im Fernsehen
- ❑ in einer Zeitung

T32 **2 Schauen Sie sich die Anzeigen an. Worum geht es?**

	Anzeige		Anzeige
Geburt		Geburtstag	
Rente		Führerschein	

T32 **3 Welche Informationen finden Sie in den Anzeigen?**

A Geburtstag

Wer hat Geburtstag? ____________________

Wie alt ist die Frau? ____________________

B Geburt

Wie heißt das Kind? ____________________

Wann wurde es geboren? ____________________

Wie heißen die Eltern? ____________________

C Glückwunsch zur Rente

Welchen Beruf hatte der Mann? ____________________

Wie viele Jahre hat er gearbeitet? ____________________

Was ist sein Hobby? ____________________

4 Zu welchen Anzeigen passen die folgenden Ausschnitte aus Briefen? T32

... Also, liebe Kegelbrüder, Eure Anzeige in der Zeitung: das war eine Überraschung. Vielen Dank! Nach so vielen Jahren im Beruf muss ich mich erst an das neue Leben gewöhnen. Aber zum Glück habe ich ja meine Hobbys. Wann treffen wir uns wieder zum Kegeln? ...

Anzeige ☐

... Vielen Dank für Eure Glückwünsche zur Geburt unseres Kleinen! Wir haben uns sehr gefreut. Alexander, wir nennen ihn Alex, ist ja so süß. Aber es ist schon eine große Umstellung! Vor allem nachts muss ich Alex immer wieder zu trinken geben ...

Anzeige ☐

... vielen Dank für Eure Glückwünsche in der Zeitung! Bei der Fahrprüfung hatte ich Glück. Fast wäre ich in einer 30er-Zone zu schnell gefahren, aber zum Glück habe ich es gemerkt. Jetzt kann ich Euch ja auch mal alleine besuchen – wenn Mama mir das Auto gibt ...

Anzeige ☐

5 Suchen Sie in einer Zeitung nach Anzeigen. Wo steht das?

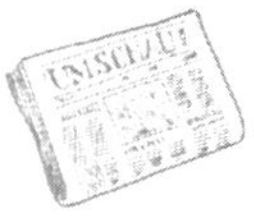

	Seite		Seite
Autoverkauf		Stellenmarkt	
Vermietung		______________	
Todesanzeigen		______________	

T33 **1 Was ist das?**

- ❑ eine Einladung zu einem Geburtstag
- ❑ eine Einladung zu einer Hochzeit
- ❑ eine Hochzeitsanzeige in der Zeitung

T33 **2 Schauen Sie sich die Einladung an.**

• Wer heiratet?	
• Wann ist die Hochzeit?	
• In welcher Stadt?	
• Wo ist die kirchliche Trauung?	
• Wo findet das Fest statt?	

T33 **3 Sie bekommen diese Karte. Was machen Sie dann?**

	JA	NEIN
– Sie kaufen sich für die Feier ein neues Kleid / einen neuen Anzug.	❑	❑
– Sie rufen das Brautpaar an und sagen, dass Sie zur Hochzeit kommen.	❑	❑
– Sie kaufen ein neues Auto.	❑	❑
– Sie machen am Nachmittag einen langen Spaziergang.	❑	❑
– Sie notieren den Termin in Ihrem Terminkalender.	❑	❑

1 Wer schreibt diese Karte? T 34

____

2 Warum schreiben sie diese Karte? T 34

❏ Martina und Carsten wollen heiraten.

❏ Martina und Carsten bedanken sich bei allen, die auf ihrer Hochzeit waren.

❏ Martina und Carsten bedanken sich für die Geburtstagsgeschenke.

3 Bei wem bedanken sich Martina und Carsten besonders? T 34

- ______________________________
- ______________________________
- ______________________________

T35 **1 Was meinen Sie: Welche Geschenke sind eher für eine Frau geeignet, welche eher für einen Mann?**

Frau ______________________________

____

Mann ______________________________

____

T35 **2 Was kosten die Geschenke?**

Uhr ______________ €

Krawatte ______________ €

Taschenmesser ______________ €

T35 **3 Sie kaufen die Handtasche und die Vase. Was kostet das?**

Vase ____________ €

Handtasche ____________ €

gesamt [€]

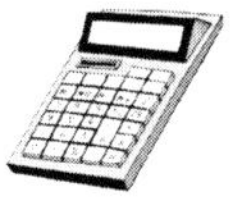

T35 **4 Welche Geschenke sind das?**

______________________________ 57 €

______________________________ 159 €

5 Was meinen Sie: Welche Geschenke passen? T 35

- ein junger Mann, der gerne Reisen macht ________________
- eine junge Frau, die gerne in die Stadt bummeln geht ________________
- eine Frau, die Blumen mag ________________
- ein Mann, der schöne alte Möbel hat ________________

6 Was passt? Wählen Sie Geschenke für die Personen aus. T 35 T 32

- Oma Ruth (A) ________________
- Walter (C) ________________
- Leo (D) ________________

T36 1 Was ist das?

❑ ein Fahrschein für die U-Bahn

❑ ein Flugticket

❑ eine Fahrkarte für die Eisenbahn

T36 2 Wo braucht man das?

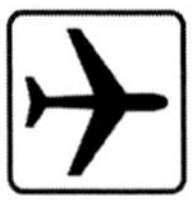
Flughafen ❑

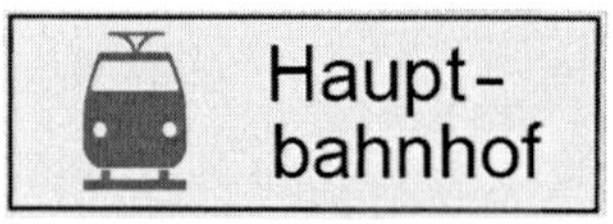

❑

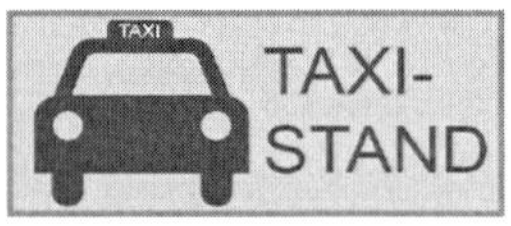

❑

T36 3 Notieren Sie die wichtigen Informationen von der Fahrkarte.

Start (Stadt) ______________ Preis __________ €

Ziel (Stadt) ______________ Wagen-Klasse __________

Reisedatum ______________

4 Suchen Sie für den morgigen Tag Zugverbindungen heraus und notieren Sie die Preise. („www.bahn.de“)

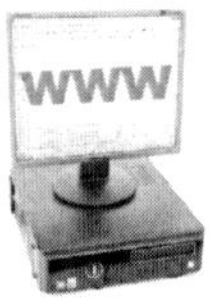

Datum: ____________________

von	nach	Preis
Dresden Hbf.	Köln Hbf.	__________ €
Karlsruhe Hbf.	Bern Hbf.	__________ €
Berlin Hbf.	Hamburg Hbf.	__________ €
Augsburg Hbf.	Salzburg Hbf.	__________ €

1 Was ist das? T 37

❑ Fahrplan ❑ Flugplan ❑ Preisliste

2 Notieren Sie die Informationen aus dem Fahrplan. T 37

Startbahnhof ____________________

Zielbahnhof ____________________

3 Wie oft fährt der Zug um die Mittagszeit? T 37

	jede 1/4 Std.	jede 1/2 Std.	jede Stunde
während der Woche	❑	❑	❑
am Wochenende	❑	❑	❑

4 Sie sind am Sonntag um 12.45 Uhr in Stahringen verabredet. Wann müssen Sie in Stockach losfahren? T 37

[ ]

5 Sie fahren am Montag mit dem Zug nach Karlsruhe; Ihr Zug fährt in Radolfzell um 12.58 Uhr ab. Wann müssen Sie in Wahlwies losfahren, um rechtzeitig in Radolfzell zu sein? T 37

Wahlwies ⟶	Radolfzell	Radolfzell → Karlsruhe
ab [ ]	an [ ]	ab [12.58]

T38 **1 Für welche Strecke zeigt der Fahrplan Verbindungen an?**

Abfahrt (Stadt) ______________

Ziel (Stadt) ______________

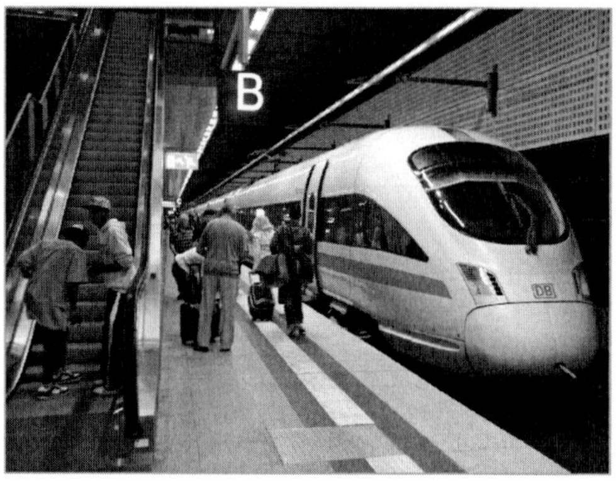

Für welches Datum?

____

T38 **2 Sie wollen mit dem Zug um 08.53 Uhr fahren.**

Wann sind Sie in Salzburg? ______________

Wie lange sind Sie unterwegs? ______________

Was kostet die Fahrt? ______________

Wie oft müssen Sie umsteigen? ______________

T38 **3 Sie wollen mit dem Zug um 09.27 Uhr fahren.**

Wann sind Sie in Salzburg? ______________

Wie lange sind Sie unterwegs? ______________

Was kostet die Fahrt? ______________

Wie oft müssen Sie umsteigen? ______________

T38 **4 Sie wollen am 20.10. mit dem Zug nach Salzburg fahren.**

Wann fährt der schnellste Zug ab? ______________

Abfahrt 08.55 Uhr: Was kostet die Fahrt? ______________

Abfahrt 09.18 Uhr: Wie oft müssen Sie umsteigen? ______________

Mit welchem Zug fahren Sie am billigsten? ______________

5 Sie haben um 16.30 Uhr einen Termin in Salzburg. Mit welchem Zug müssen Sie spätestens fahren? T38

Abfahrt Köln →	Ankunft Salzburg	Termin Salzburg
☐ Uhr	☐ Uhr	16.30 Uhr

6 Sie haben um 16.30 Uhr einen Termin in Salzburg. Mit welchen Zügen kommen Sie zu spät? T38

Abfahrt ________ Uhr Ankunft ________ Uhr

________ Uhr ________ Uhr

7 Was bedeuten die Abkürzungen?

ICE •	• Interregio-Express
IRE •	• Intercity
IC •	• Eurocity
RE •	• Intercity-Express
EC •	• Regionalexpress

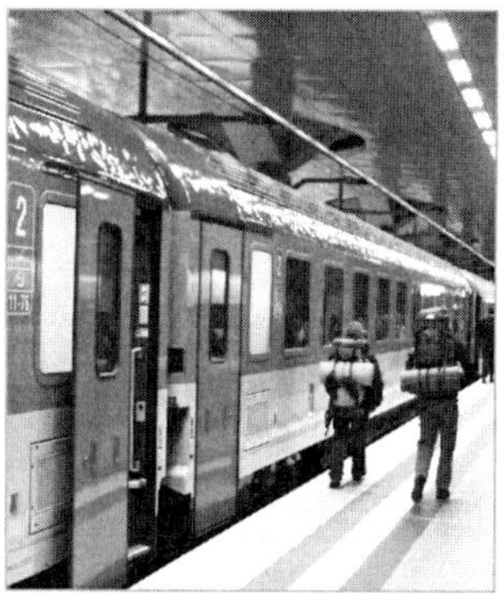

8 Wozu passen die Abkürzungen?

	RE	ICE
Dieser Zug fährt sehr schnell und hält nur in großen Städten.	❑	❑
Dieser Zug fährt nicht so schnell und hält oft.	❑	❑

T39 **1 Die Anzeige und die Uhr sind in Singen (Hohentwiel), in der Nähe des Bodensees. Wo dort?**

- ☐ am Flugplatz
- ☐ am Bahnhof
- ☐ an einer Straßenbahnhaltestelle

T39 **2 Sie sind auf dem Bahnhof in Singen. Welche Informationen bekommen Sie?**

- Wie spät ist es? ____________________
- Auf welchem Gleis sind Sie? ____________________
- Wohin fährt der Zug? ____________________
- Wann fährt der Zug ab? ____________________

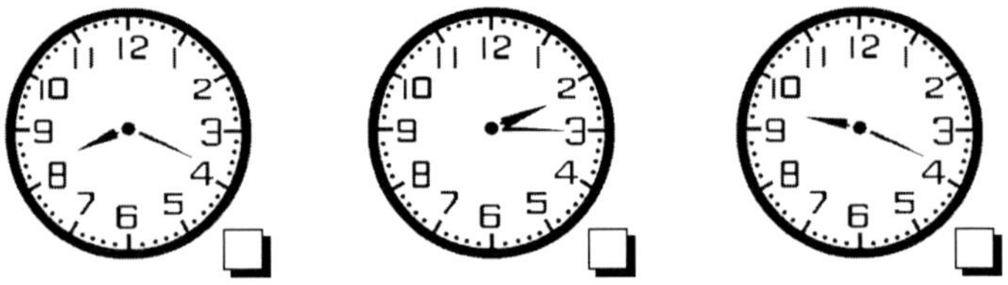

T39 **3 Sie wollen vor der Abfahrt des Zuges im Bahnhofsrestaurant noch eine Tasse Kaffee trinken. Haben Sie genügend Zeit?**

☐ Ja ☐ Nein

T39 **4 Der Zug nach Stuttgart ist 2 Stunden und 23 Minuten unterwegs. Wann kommt er in Stuttgart an?**

____________ Uhr

Stellen Sie eine Uhr auf diese Ankunftszeit.

1 Auf dem Bahnhof. Jemand kauft an diesem Fahrkartenautomaten eine Fahrkarte. T 40

- Wo ist die Person? ______________________
- Wohin will sie fahren? ______________________

2 Weitere Informationen. T 40

- Datum ______________________
- Abfahrtszeit ______________________
- Preis ______________________
- ❑ 1. Klasse ❑ 2. Klasse

3 Suchen Sie im Internet unter „www.bahn.de" eine Zugverbindung von Köln nach Leipzig heraus. Datum: morgen.

Datum [ ]

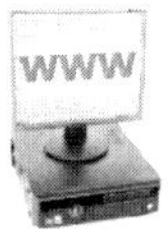

- Abfahrtszeit ______________________
- Ankunftszeit ______________________
- Preis ______________________
- ❑ 1. Klasse ❑ 2. Klasse

T41 **1** **Welche Informationen erhält man hier?**

❑ Wann Züge von Bodman nach Überlingen fahren.

❑ Wann Schiffe auf dem Züricher See fahren.

❑ Wann Schiffe auf dem Bodensee fahren.

T41 **2** **Wie oft fahren die Schiffe?**

❑ alle 2 Stunden ❑ alle 3 Stunden ❑ alle 4 Stunden

T41 **3** **Wo ist das Schiff zu dieser Zeit?**

- 18.15 Uhr ____________
- 15.00 Uhr ____________
- 11.40 Uhr ____________
- 14.00 Uhr ____________

T41 **4** **Wie lange dauert die Fahrt?**

- Überlingen – Marienschlucht

Überlingen: 11.00 Uhr

Marienschlucht: ____________ = ______ Minuten

- Sipplingen – Ludwigshafen

Sipplingen: ______ Uhr

Ludwigshafen: ____________ = ______ Minuten

5 Welche Fahrt ist das? T41

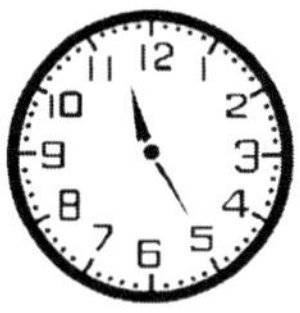

von ____________

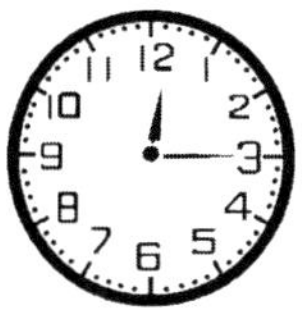

nach ____________

6 Wie lange dauert die Fahrt? T41

- Marienschlucht – Ludwigshafen

Marienschlucht: 14.25 Uhr

Sipplingen: ____________ = ______ Minuten

Ludwigshafen: ____________ = ______ Minuten

gesamt Minuten

Stellen Sie eine Uhr auf die Ankunftszeit in Ludwigshafen.

7 Wie lange dauert die Fahrt? T41

- Sipplingen – Bodman

Sipplingen: 17.40 Uhr

Ludwigshafen: ____________ = ______ Minuten

Bodman: ____________ = ______ Minuten

gesamt Minuten

Stellen Sie eine Uhr auf die Ankunftszeit in Bodman.

T42 1 Café Venezia. Was ist das? Was kostet es?

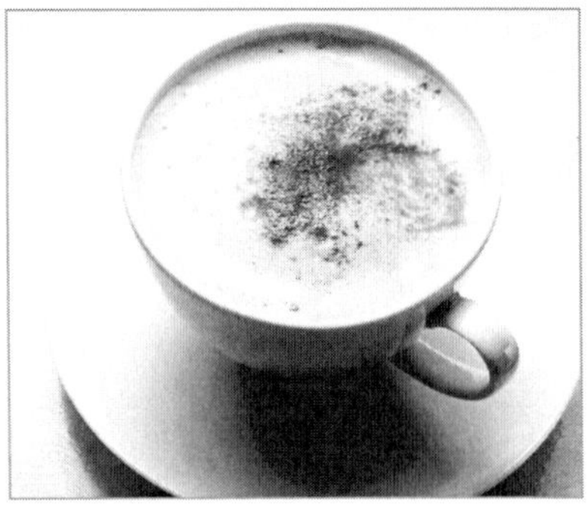

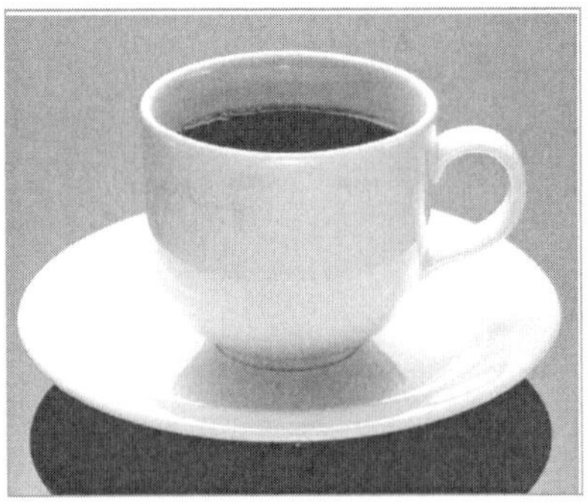

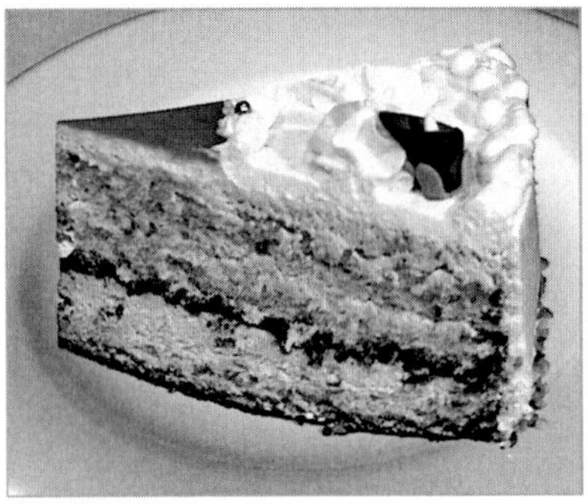

__________________ __________________ __________________

__________ € __________ € __________ €

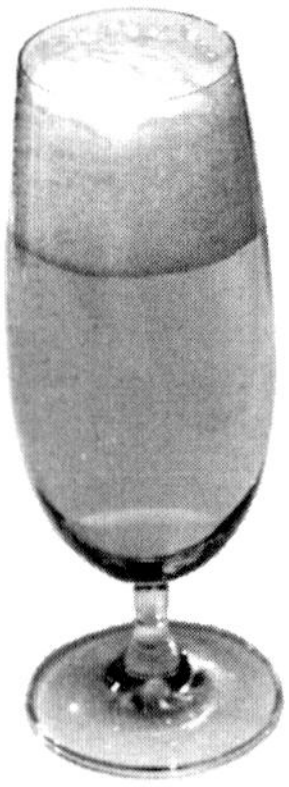

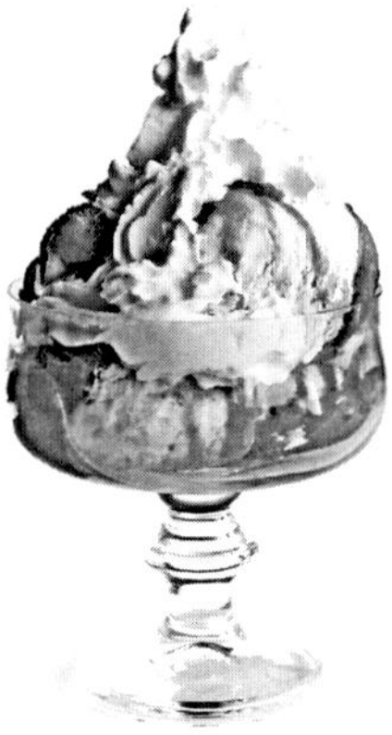

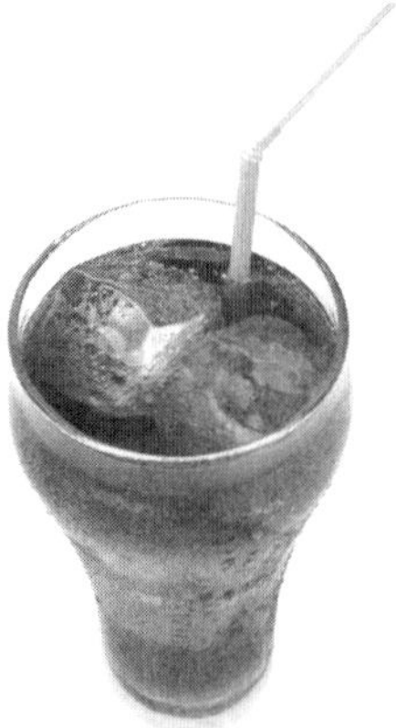

__________________ __________________ __________________

__________ € __________ € __________ €

T42 2 Was kostet das im Café Venezia?

1 Cappuccino	__________ €
1 Stück Obstkuchen	__________ €
gesamt	€

3 Bezahlen Sie den Betrag mit Therapiegeld. (→ Ü2)

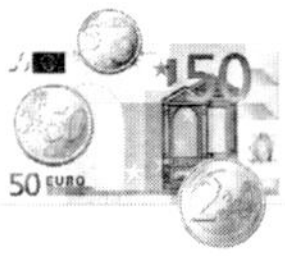

4 Was haben die Gäste gegessen und getrunken? T 42

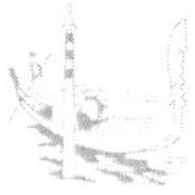

Café Venezia

Rechnung

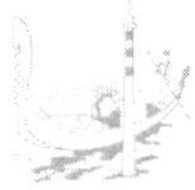

____________	*5,40 €*
____________	*1,70 €*
____________	*1,90 €*
gesamt	*9,00 €*

5 Sie sind mit Freunden im Café und bestellen 2 Tassen Cappuccino, 1 Stück Torte und 1 Eisbecher. Was bezahlen Sie? T 42

1 Cappuccino	______ €	x 2	______ €
1 Stück Torte			______ €
1 Eisbecher			______ €
		gesamt	€

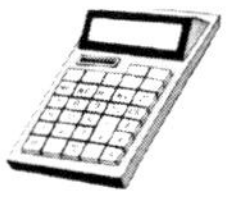

6 Welcher Geldbetrag passt? (→ Ü5 „gesamt“)

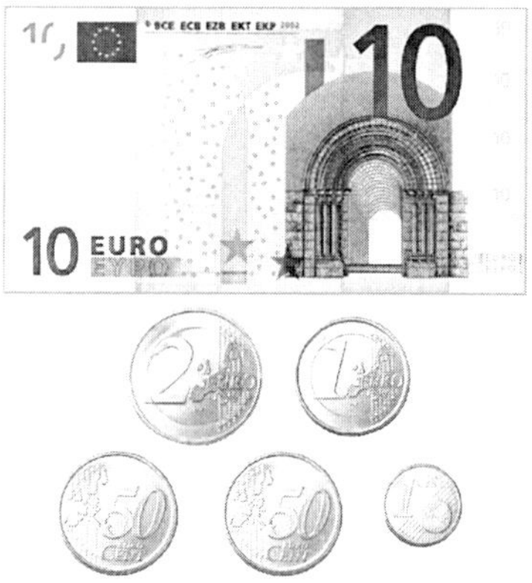

☐

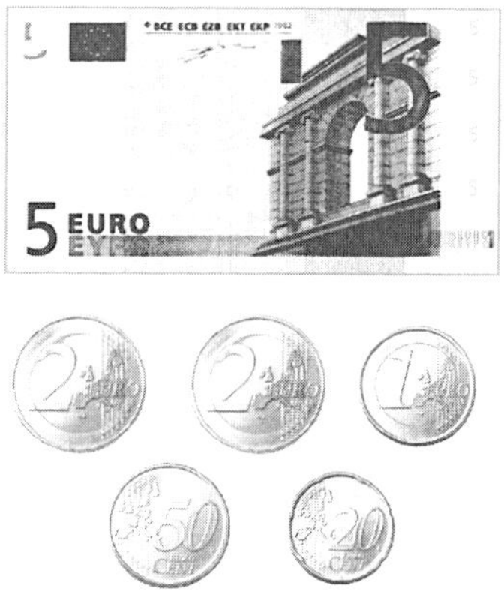

☐

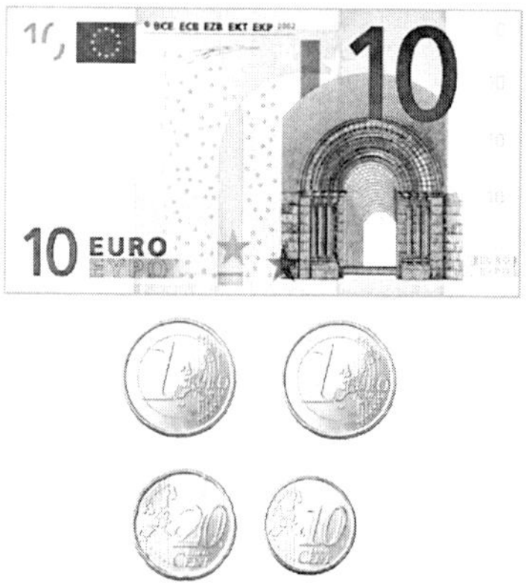

☐

T43 1 Restaurant „Zur Post". Notieren Sie.

- 1 Fischgericht

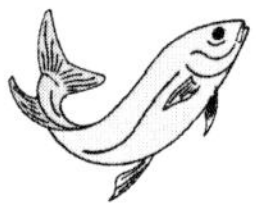

- 3 Fleischgerichte

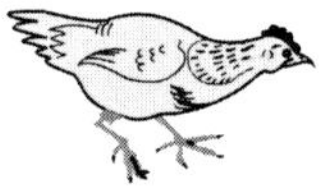

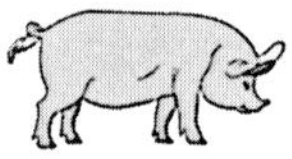

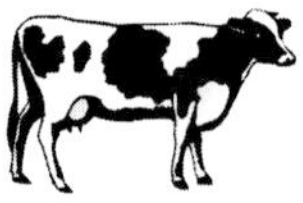

- 1 Getränk ohne Alkohol
- 1 Getränk mit Alkohol

Gericht	Preis
	€
	€
	€
	€
	€
	€

T43 2 Was kostet das?

1 Schweineschnitzel ________ €

1 Glas Cola ________ €

gesamt ________ €

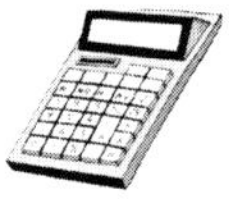

T43 3 Was kostet das?

1 Rindsroulade ________ €

1 Glas Rotwein ________ €

gesamt ________ €

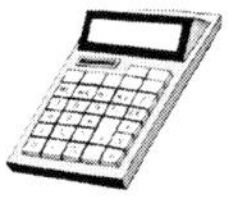

4 **Restaurant „Zur Post“. Was hat der Gast gegessen und getrunken?** T 43

Restaurant Zur Post

Rechnung

______________	*8,70 €*
______________	*1,80 €*
______________	*1,85 €*
gesamt	*12,35 €*

5 **Samstagabend im Restaurant „Zur Post“. Welche Preise notiert der Ober?** T 43

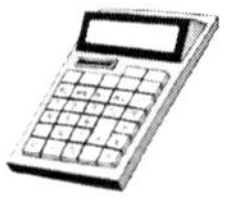

Restaurant Zur Post

Rechnung

1 Gulaschsuppe	________
1 Forelle	________
1 Rindsroulade	________
1/4 l Weißwein	________
1 Limonade	________
gesamt	

T 44 **1 Wo sieht man solche Schilder?**

❏ Wochenmarkt ❏ Gasthaus ❏ Bahnhof

T 44 **2 Zu welchen Restaurantschildern passen jeweils die Texte?**

Das gutbürgerliche, familiär geführte Hotel „Sonne" ist Startpunkt für Ausflüge in den Schwarzwald und in die schöne Landschaft des Kaiserstuhls. ☐

Der „Kreuzwirt", wie ihn hier alle nennen, ist ein urgemütliches Restaurant, im ganzen Dorf beliebt. Hier trifft man sich sonntags nach dem Kirchgang. ☐

Es ist sehr alt, das Hotel „Adler" – schon 300 Jahre alt. Früher lief hier eine Poststraße vorbei, und die Gäste übernachteten hier auf ihrer weiten Reise. ☐

Hier isst man feine Wildgerichte, das sagt schon der Name „Zum Hirschen". Sonntags muss man einen Tisch reservieren, denn es kommen sehr viele Gäste. ☐

Schon 180 Jahre ist das Hotel „Löwen" im Besitz der Familie Schaller. Die Inhaber pflegen diese Tradition und bieten ihren Gästen beste Qualität. ☐

In der Nähe des Bodensees liegt das Hotel „Zum Goldenen Ochsen". Hier kann man in gehobenem Ambiente sehr gut essen und Spitzen-Weine trinken. ☐

1 **Das ist das Etikett auf einer Flasche. Was für ein Getränk ist in der Flasche?** T 45

____

2 **Das sind die wichtigen Informationen.** T 45

Menge ______________________

Alkoholgehalt ______________________

Haltbarkeit ______________________

Hergestellt in ______________________

3 **Nehmen Sie eine Weinflasche. Welche Informationen gibt es auf den Etiketten vorne und hinten?**

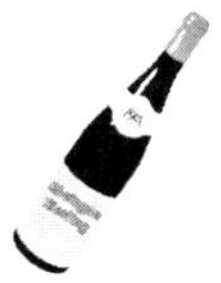

Name ______________________

Region/Land ______________________

Jahrgang ______________________

Rebsorte ______________________

Alkoholgehalt ______________________

T 46 **1 Wo gibt es ein solches Schild?**

❑ an einem See

❑ an einem Bach

❑ auf einer Straße

T 46 **2 Was gibt es da?**

❑ Autos

❑ Boote

❑ Wasser

T 46 **3 Was darf man dort nicht machen?**

_______________ _______________

T 46 **4 Welches Schild passt zu dem Bild? Kreuzen Sie an.**

 ☐

 ☐

 ☐

1 Dieses Schild befindet sich in einer Gegend, in der sich die Leute erholen wollen. Welche Wörter zeigen das? T 47

____

____

____

2 Das Schild befindet sich an einem See. Welche Wörter zeigen das? T 47

____

____

3 Was sollen die Leute hier nicht machen? T 47

- ❏ spazieren gehen
- ❏ baden
- ❏ auf einer Bank sitzen
- ❏ einen Kinderwagen schieben
- ❏ Rad fahren
- ❏ Lärm machen

T48 **1 Wo gibt es ein solches Schild?**

- ❑ in einem Garten
- ❑ auf einem Bahnhof
- ❑ in einem Park

T48 **2 Was sollen die Leute in dieser Parkanlage finden?**

______________________ *Erholung*______________________

T48 **3 Was darf man in der Parkanlage nicht machen?**

- ❑ campen
- ❑ schwimmen
- ❑ spazieren gehen
- ❑ Auto fahren
- ❑ auf einer Bank sitzen
- ❑ Enten füttern
- ❑ Feuer machen
- ❑ joggen

T48 **4 Zeigen Sie, wo das auf dem Schild steht.**
Ordnen Sie die Symbole zu.

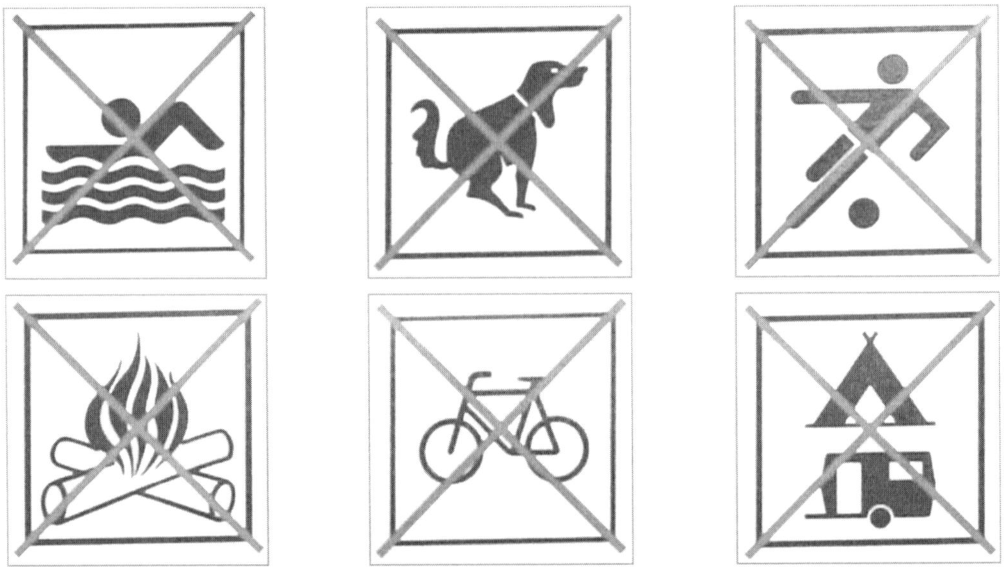

1 Wer soll dieses Schild lesen? T 49

- ❑ Eltern
- ❑ kleine Kinder
- ❑ Oma und Opa

2 Für welches Alter ist der Spielplatz? T 49

____

3 Wann dürfen Kinder dort spielen? T 49

____

4 Was gehört nicht auf den Spielplatz? T 49

- ❑ Hunde
- ❑ Fahrräder
- ❑ Rollschuhe
- ❑ Roller
- ❑ Kinderwagen
- ❑ Motorfahrzeuge

T50 1 Was ist das?

- ❏ Postkarte
- ❏ Briefumschlag
- ❏ Paket

T50 2 Das sind die wichtigen Informationen.

Briefempfänger	Name	______________________
	Straße	______________________
	Stadt	______________________
Briefschreiber	Name	______________________
	Straße	______________________
	Stadt	______________________

T50 3 Porto. Was kostet der Brief?

____

4 Welche Briefmarke passt? (→ Ü3)

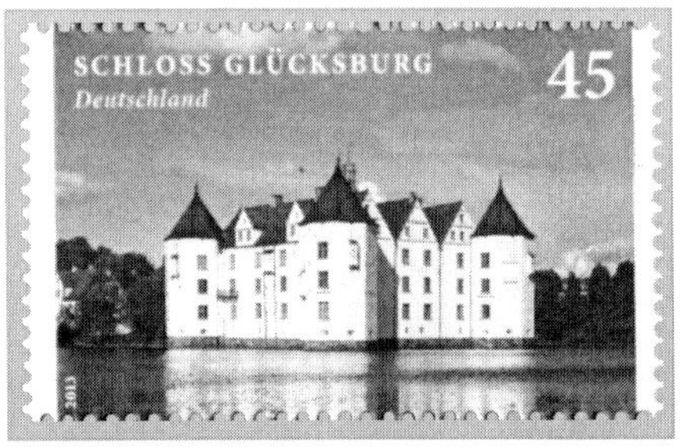

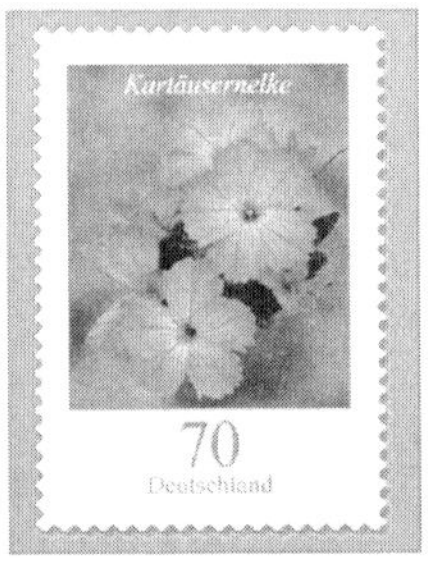

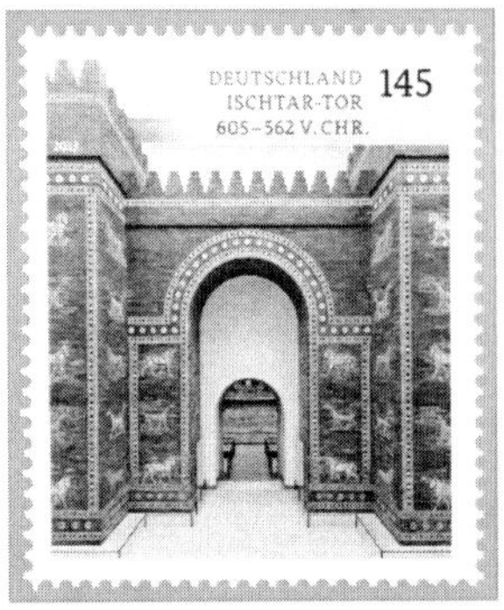

5 **Briefporto in Deutschland.** (Stand 2016)

- Brief bis 20 Gramm
  (60 ct + 10 ct)

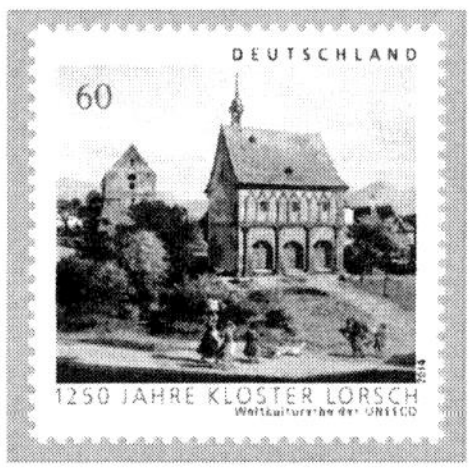

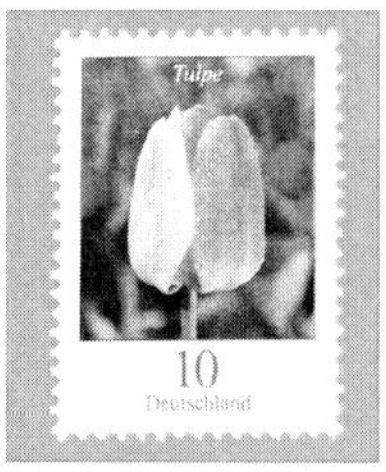

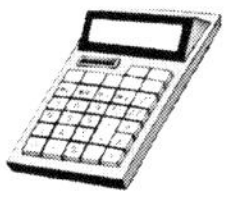

ct

- Brief bis 50 Gramm
  (70 ct + 10 + 5 ct)

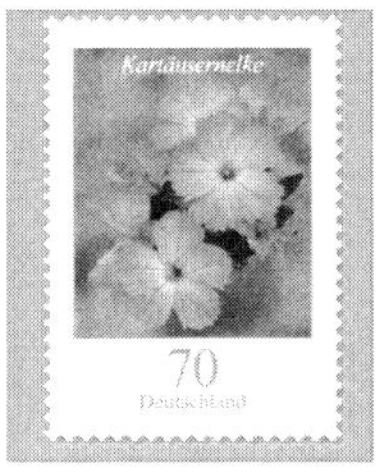

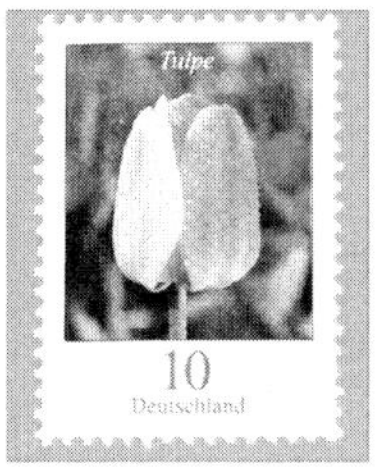

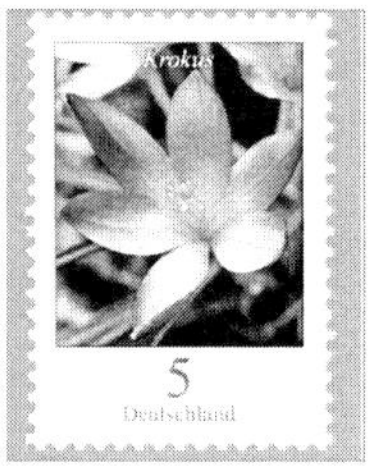

ct

- Brief bis 1000 Gramm
  (165 ct + 95 ct)

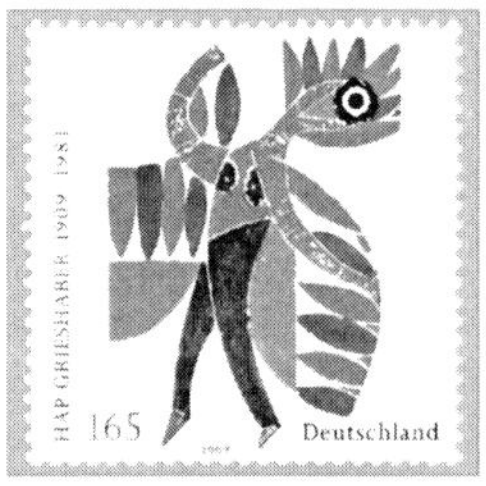

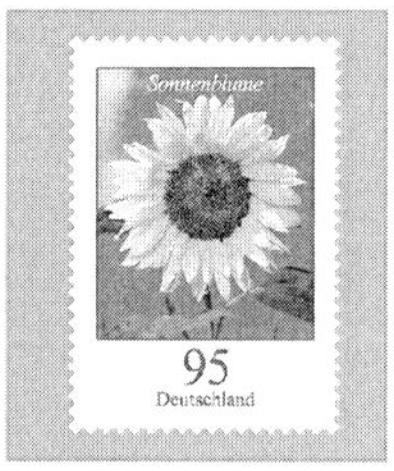

ct

6 **Was kosten die Briefmarken?**

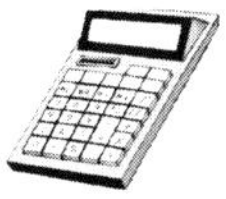

	Sie kaufen		**Sie bezahlen**
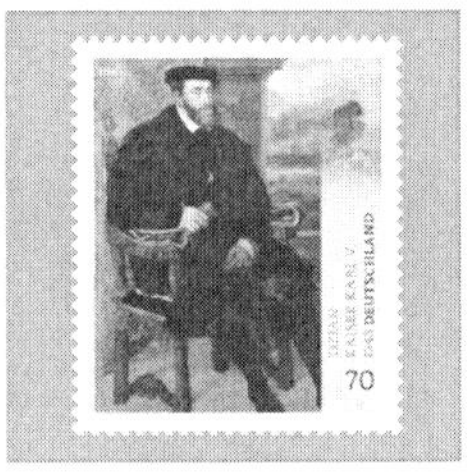	2 Briefmarken zu 70 ct	=	ct
		=	€
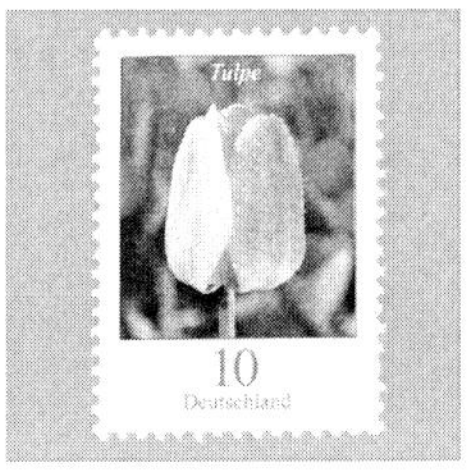	10 Briefmarken zu 10 ct	=	ct
		=	€
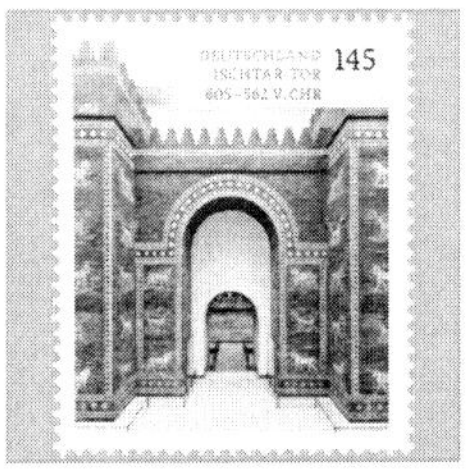	3 Briefmarken zu 145 ct	=	ct
		=	€

T51 **1 Was ist das?**

- ❑ Aufschrift Briefkasten
- ❑ Fahrplan
- ❑ Öffnungszeiten der Post

T51 **2 Sie werfen am Donnerstag um 15.45 Uhr einen Brief in den Briefkasten. An welchem Tag wird der Brief abgeholt?**

- ❑ Mittwoch
- ❑ Donnerstag
- ❑ Freitag

T51 **3 Wird der Briefkasten auch am Wochenende geleert?**

❑ JA, am ____________________ ❑ NEIN

T51 **4 Sie werfen am Mittwoch um 18 Uhr einen Brief ein. Kann der Brief am nächsten Tag ankommen?**

❑ JA ❑ NEIN

T51 **5 Ihr Brief soll am Dienstag abgeholt werden. Wann müssen Sie ihn in den Briefkasten einwerfen?**

vor __________ Uhr

1 Welche Informationen finden Sie hier? T 52

- ❏ Preise für Bankgeschäfte
- ❏ Preise für Postsendungen
- ❏ Preise für Postpakete

2 National oder international? Um was für eine Sendung handelt es sich?

Brief von …	National	International
– München nach Dresden	❏	❏
– Hamburg nach Frankfurt/Main	❏	❏
– Köln nach Zürich	❏	❏
– Leipzig nach Wien	❏	❏
– Deutschland nach Italien	❏	❏
– Berlin in die Schweiz	❏	❏

3 Gibt es in der Liste diese Preisinformationen? T 52

	JA	NEIN
– Brief: Leipzig nach Stuttgart	❏	❏
– Brief: Italien nach Ungarn	❏	❏
– Brief: Deutschland nach Dänemark	❏	❏
– Büchersendung: Deutschland nach Italien	❏	❏
– Päckchen: Schweiz nach Deutschland	❏	❏
– Päckchen: Berlin nach Rostock	❏	❏

T52 **4 Posttarife Deutschland. Was können Sie mit diesen Briefmarken versenden?**

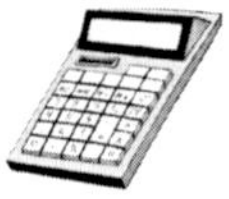

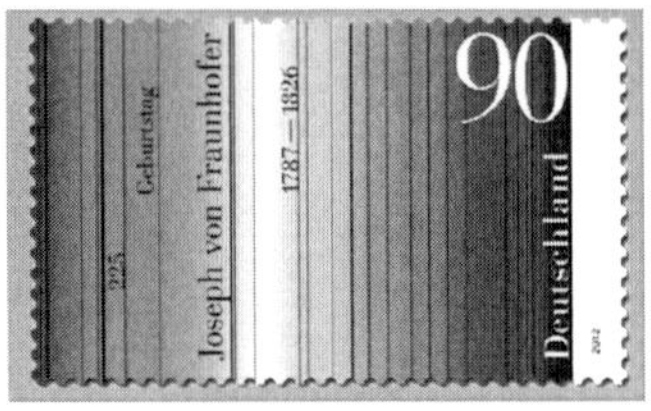

90 ct

Brief

bis 20 g *international*

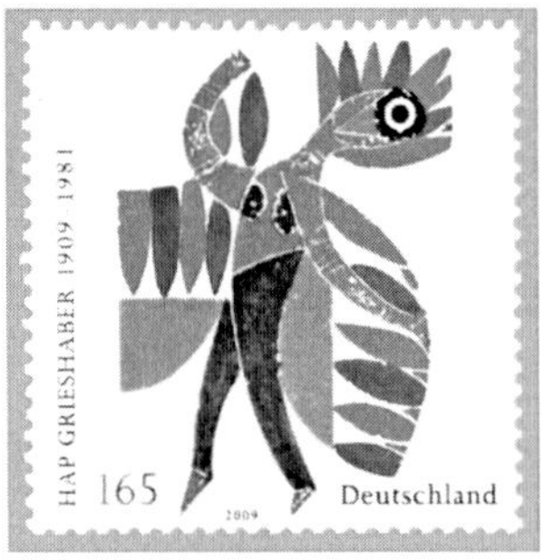

______ ct

____

______ ______

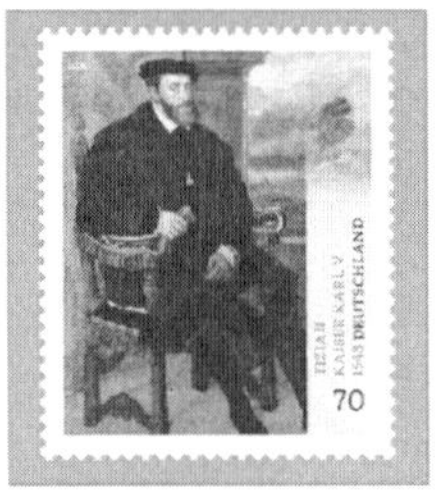

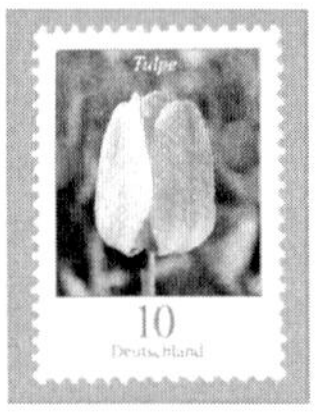

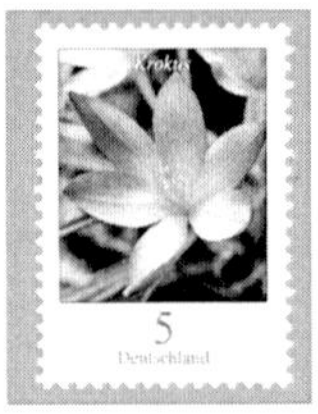

______ ct

____

______ ______

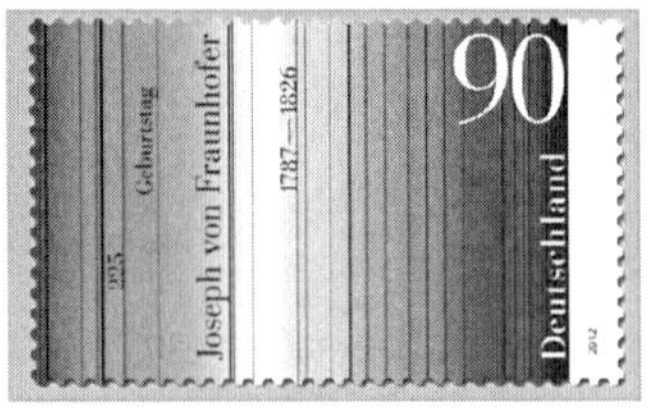

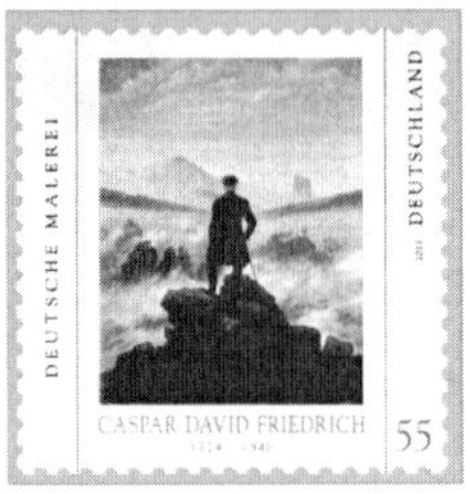

______ ct

____

______ ______

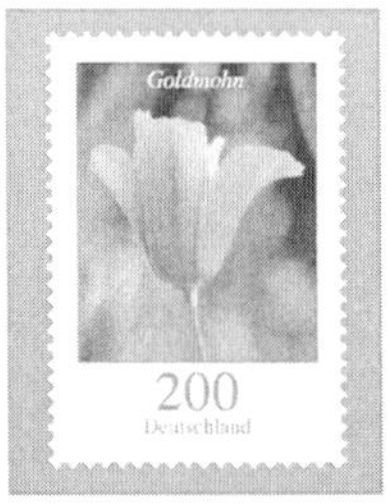

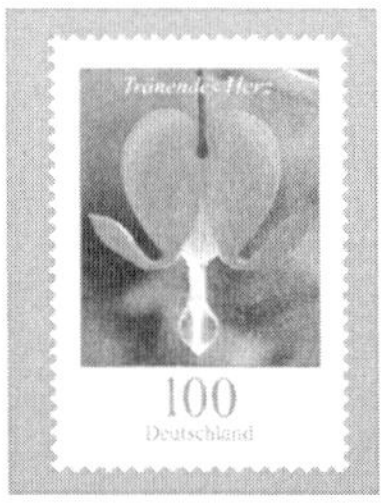

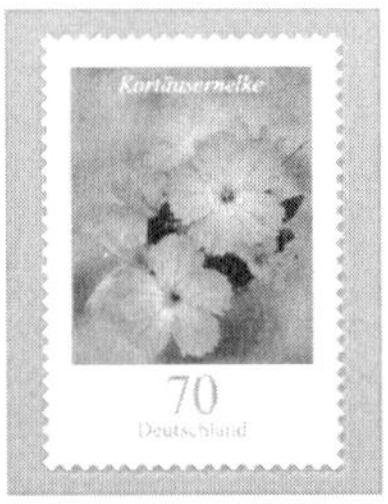

______ ct

____

______ ______

5 Was kostet das?

T 52

- Brief, 17 g, national ________ €
- Brief, 837 g, national ________ €
- Brief, 35 g, international ________ €
- Büchersendung, 480 g, national ________ €
- Büchersendung, 1,7 kg, international ________ €
- Päckchen, 1,7 kg, international ________ €

T53 **1 Was ist das?**

❑ Rechnung ❑ Sparbuch ❑ Überweisung

T53 **2 Wo gibt es das?**

❑ Polizei ❑ Bank ❑ Lotto

T53 **3 Das sind wichtige Informationen.**

Wer versendet das Geld? ____________________

Wie viel Geld? ____________________

Wer bekommt das Geld? ____________________

T53 **4 Weitere Informationen auf der Überweisung. Was ist das?**

	Bank des Absenders	Bank des Empfängers
Bezirksbank Uetersen	❑	❑

	IBAN des Absenders	IBAN des Empfängers
DE78 3652 7855 2502 3586 19	❑	❑
DE34 9832 2055 0004 7092 86	❑	❑

5 Tragen Sie die Daten in das Überweisungsformular ein.

Empfänger:	Laura Ritter
IBAN:	DE28 2005 0130 0000 2573 86
Betrag:	330,00 Euro
Betreff:	Miete Mai 2016

SEPA-Überweisung/Zahlschein

VEREINSBANK REICHACH
Name und Sitz des überweisenden Kreditinstituts

GENODEF1SLR
BIC

Für Überweisungen in Deutschland und in andere EU-/EWR-Staaten in Euro.

Angaben zum Zahlungsempfänger: Name, Vorname/Firma (max. 27 Stellen, bei maschineller Beschriftung max. 35 Stellen)

IBAN

BIC des Kreditinstituts/Zahlungsdienstleisters (8 oder 11 Stellen)
SOLADES1SNR

Betrag: Euro, Cent

Kunden-Referenznummer - Verwendungszweck, ggf. Name und Anschrift des Zahlers

noch Verwendungszweck (insgesamt max. 2 Zeilen à 27 Stellen, bei maschineller Beschriftung max. 2 Zeilen à 35 Stellen)

Angaben zum Kontoinhaber/Zahler: Name, Vorname/Firma, Ort (max. 27 Stellen, keine Straßen- oder Postfachangaben)
WEBER, VOLKER REICHACH

IBAN
DE29 6205 1755 0003 1559 46 08

Datum

Unterschrift(en)
V. Weber

Schreibmaschine: normale Schreibweise!
Handschrift: Blockschrift in GROSSBUCHSTABEN und dabei Kästchen beachten!

Setzen Sie jetzt das heutige Datum ein.

T54 **1 Was ist das?**

❑ Sparbuch

❑ Kontoauszug von einer Bank

❑ Rechnung

T54 **2 Wichtige Informationen auf dem Kontoauszug.**

– Name der Bank ______________________

– Name des Kontoinhabers ______________________

– Kontonummer ______________________

– Datum des Kontoauszugs ______________________

T54 **3 Wie viel Geld verdient Frau Krämer im Monat?**

[ ] €

Wie viel Miete bezahlt Frau Krämer im Monat?

[ ] €

In welchem Geschäft hat sie am 3.9. Kleidung gekauft?

[ ]

Wie viel Geld hat Frau Krämer vom 2.9. – 5.9. ausgegeben?

[ ] €

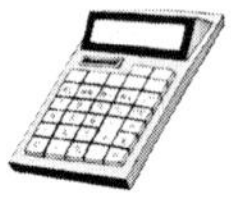

1 Was zeigen die Bilder? T55

- ❑ Display eines Bankautomaten
- ❑ Display eines Fahrkartenautomaten
- ❑ Display eines Spielautomaten

2 Was zeigen die Bildschirme A – F? Ordnen Sie zu. T55

A •	• die ec-Karte in den Automaten einführen
B •	• eine bestimmte Aktion auswählen
C •	• das Geld aus dem Automaten nehmen
D •	• einen Geldbetrag auswählen
E •	• die Geheimzahl eingeben
F •	• die ec-Karte aus dem Automaten nehmen

3 Bildschirm A. Kann man mit einer solchen Karte an dem Automaten Geld abheben? T55

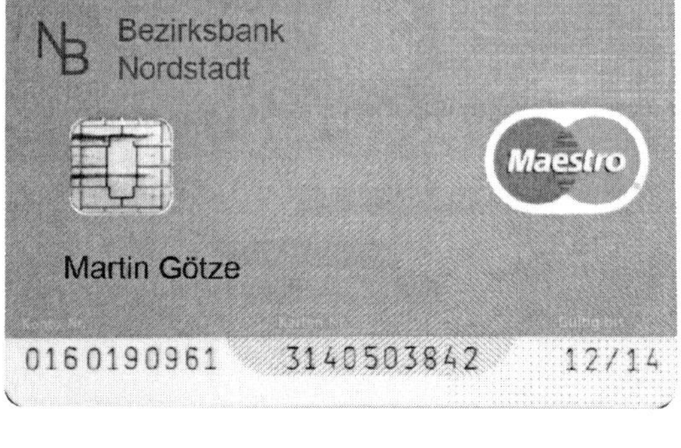

- ❑ JA
- ❑ NEIN

4 Sie wollen Geld abheben. Zeigen Sie auf dem Bildschirm C, was Sie wählen müssen. T55

T56 **1 Welche beiden Autos werden beschrieben?**

– ______________________________

– ______________________________

T56 **2 Volkswagen Polo. Das sind die wichtigen Informationen.**

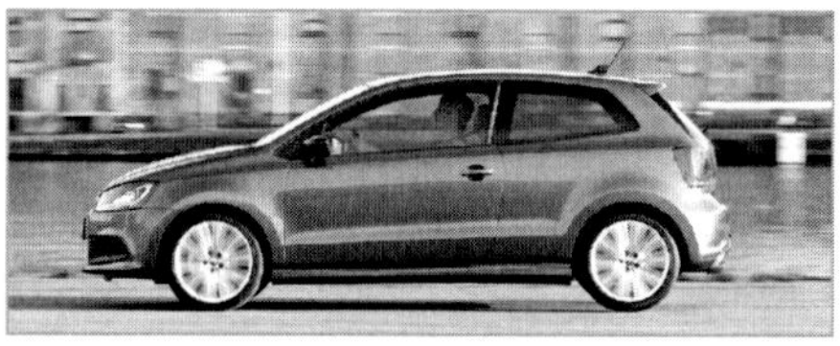

Welchen Treibstoff braucht das Auto?	
Wie lang ist das Auto?	
Wie stark ist sein Motor (PS)?	
Wie schnell fährt es?	
Wie viel Diesel verbraucht es (EURO-Mix)?	
Was kostet das Auto?	

T56 **3 VW Passat Variant. Das sind die wichtigen Informationen.**

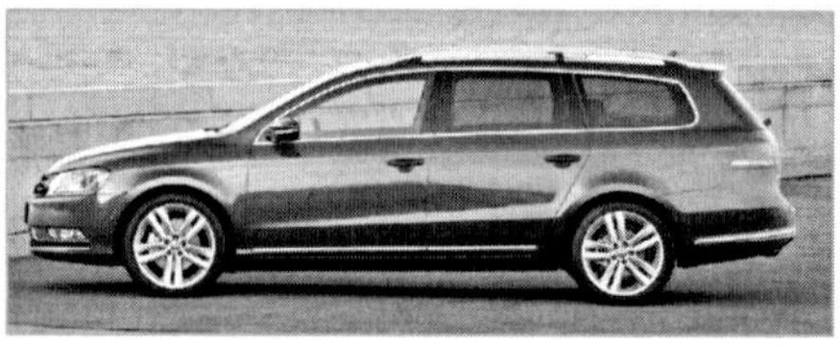

Welchen Treibstoff braucht das Auto?	
Wie lang ist das Auto?	
Wie stark ist sein Motor (PS)?	
Wie schnell fährt es?	
Wie viel Diesel verbraucht es (EURO-Mix)?	
Was kostet das Auto?	

4 Familie Beck, das sind 5 Personen: die Eltern und 3 Kinder. Becks haben einen VW Polo und einen VW Passat. Welches Auto nehmen sie jeweils? T56

	Polo	Passat
• Frau Beck fährt am Abend in den Supermarkt zum Einkaufen.	❑	❑
• Die ganze Familie fährt für drei Tage nach Oberstdorf zum Skilaufen.	❑	❑
• Herr Beck fährt seine Tochter Lena am Samstag zum Geigenunterricht.	❑	❑
• In den Sommerferien fahren Becks auf einen Campingplatz in Italien.	❑	❑
• Rebecca (18), die große Tochter, fährt mit dem Auto zu einer Freundin.	❑	❑

5 Was bedeuten die Zahlen links? Ordnen Sie zu.

	• Größe des Motors (Hubraum)
195/55 R 15V •	• Reifengröße
603 – 1731 Liter •	• Breite des Autos
1968 cm^3 •	• Beschleunigung von 0 auf 100 km/h
1,82 Meter •	• Gewicht des Autos
9,7 Sek. •	• Größe des Kofferraums
1571 kg •	

6 Nehmen Sie einen Kraftfahrzeugschein (Zulassungsbescheinigung) und übertragen Sie die Werte.

Automarke	
Typ	
Farbe	
Kennzeichen	
Treibstoff	
Länge	

7 Was ist für Sie bei einem Auto wichtig?

- ❑ Automatikgetriebe
- ❑ geringer Spritverbrauch
- ❑ Diesel
- ❑ großer Kofferraum
- ❑ ______________
- ❑ Farbe ______________
- ❑ Alu-Felgen
- ❑ hohe Geschwindigkeit
- ❑ Sicherheit
- ❑ ______________

1 Worum handelt es sich hier? (T57 – T60)

T57 T58 T59 T60

- ❑ Schilder für den Straßenverkehr
- ❑ Schilder für den Schienenverkehr
- ❑ Schilder im Bahnhof

2 Was bedeuten die Schilder? Ordnen Sie die folgenden Aussagen den Verkehrsschildern zu.

T57 T58 T59 T60

Wenn es brennt, muss die Feuerwehr Platz haben. Deshalb darf man hier nicht parken.
Hier ist eine Spielstraße. Man darf hier mit dem Auto nur ganz langsam fahren.
Hier müssen Radfahrer absteigen und zu Fuß gehen.
Dieser Parkplatz ist für Lehrer der Schule reserviert. Zu bestimmten Zeiten dürfen auch andere Personen dort parken.

3 Für wen sind diese Schilder wichtig? Ordnen Sie nacheinander den Verkehrsschildern ein oder auch mehrere passende Bilder zu.

T57 T58 T59 T60

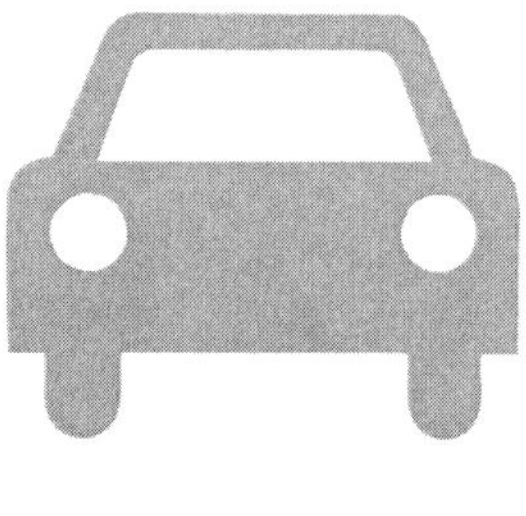	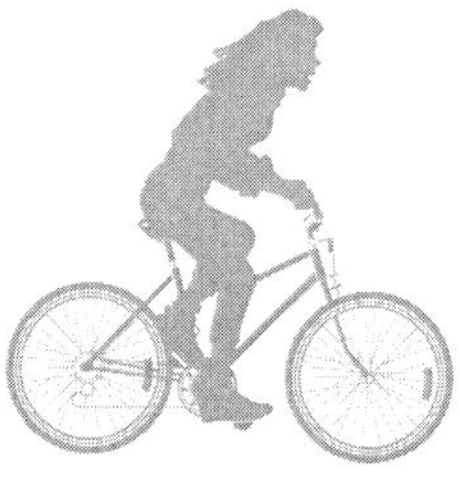	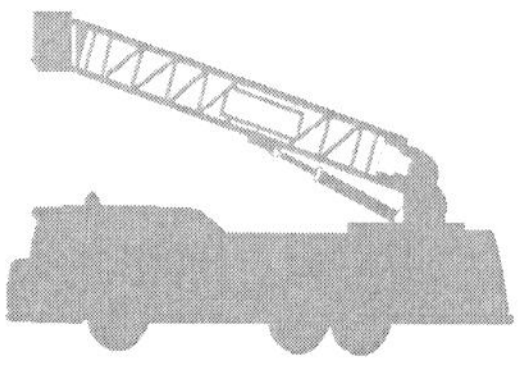	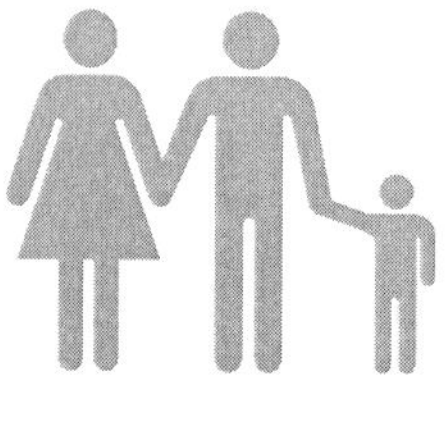

T57 4 Ist das erlaubt?

	JA	NEIN
• Ein Kind will hier Roller fahren.	❑	❑
• Ein Mann wohnt hier. Er will mit seinem Motorrad nach Hause fahren.	❑	❑
• Sie wollen hier spazieren gehen.	❑	❑

T58 5 Was stimmt?

❑ Im Winter darf man hier nicht Auto fahren.
❑ Der Weg muss für die Feuerwehr frei bleiben.
❑ Im Winter darf man hier parken.

T60 6 Die wichtigen Informationen.

- Wo steht das Schild?

  Auf dem Parkplatz einer ____________________

- Wann darf man hier parken?

	Schultage	keine Schultage
Lehrer		
Alle		

- Sie kommen mit dem Auto am Sonntagmittag auf diesen Parkplatz und wollen bis 22 Uhr parken. Dürfen Sie das?

❑ JA ❑ NEIN

1 Wo gibt es solche Anzeigen? T61

- ❑ an einer Bushaltestelle
- ❑ an einer Tankstelle
- ❑ auf einem Parkplatz

2 A Tanken. Welche Benzinsorte wurde hier getankt? T61

Was wurde hier getankt?

Wie viel Liter?	
Preis pro Liter?	
Preis insgesamt?	

3 B Preistafel. Was kosten 50 Liter Diesel? T61

1 Liter Diesel kostet ________

50 Liter Diesel kosten

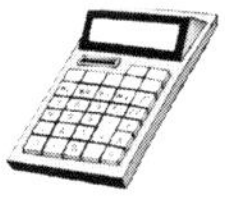

______ x ______ = [€]

Was kosten 25 Liter Super Plus? T61

1 Liter Super Plus kostet ________ €

25 Liter Super Plus kosten

______ x ______ = [€]

T62 **1 Was ist das?**

- ❑ Statistik über Spritpreise
- ❑ Auto-Reisekarte
- ❑ Liste von Tankstellen

Für welches Jahr? ☐

T62 **2 Übertragen Sie die Spritpreise von 2012 in die Tabelle.**

	Deutschland	Österreich	Schweiz
Super 95			
Super 98			
Diesel			

3 Spritpreise. Sehen Sie im Internet nach, wie hoch die Spritpreise zur Zeit sind (Preis pro Liter). „www.spritcheck.com"

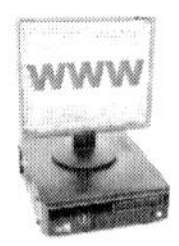

	Super	Super 98	Diesel
Deutschland	€	€	€
Österreich	€	€	€
Schweiz	€	€	€

4 Was brauchen diese „Fahrzeuge"? Diesel oder Super?

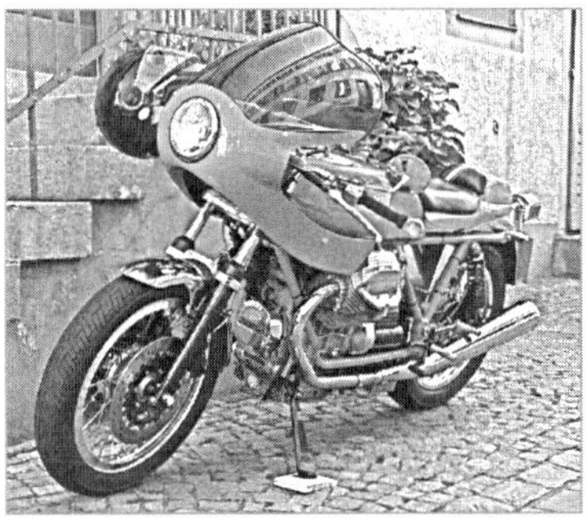

Motorrad

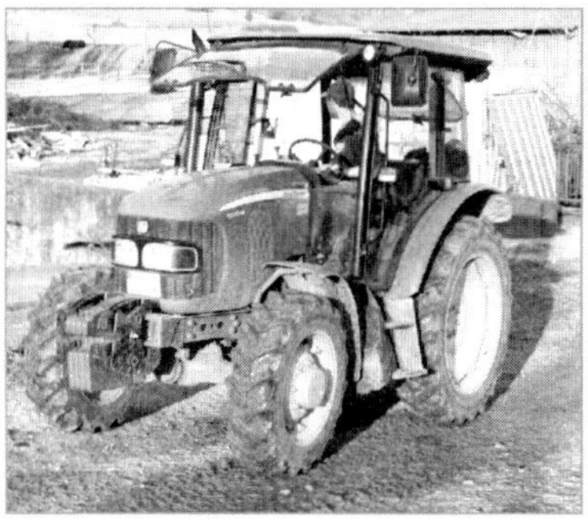

Traktor

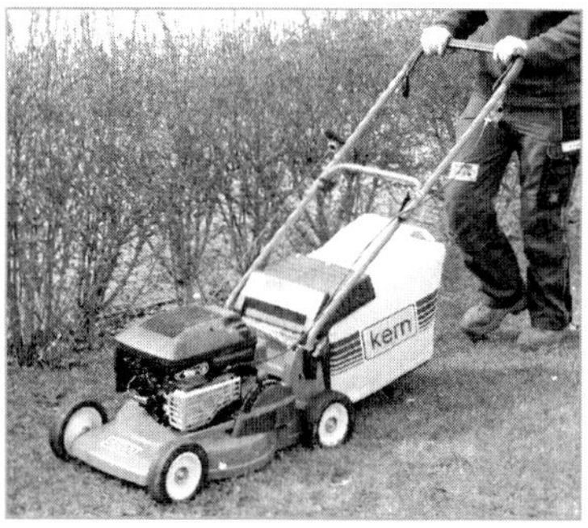

Rasenmäher

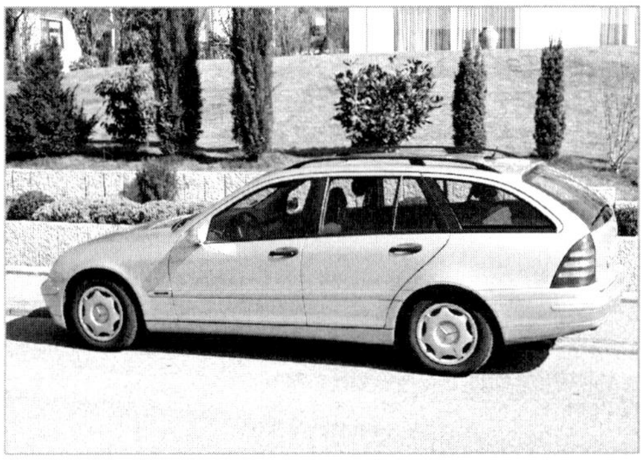

Pkw

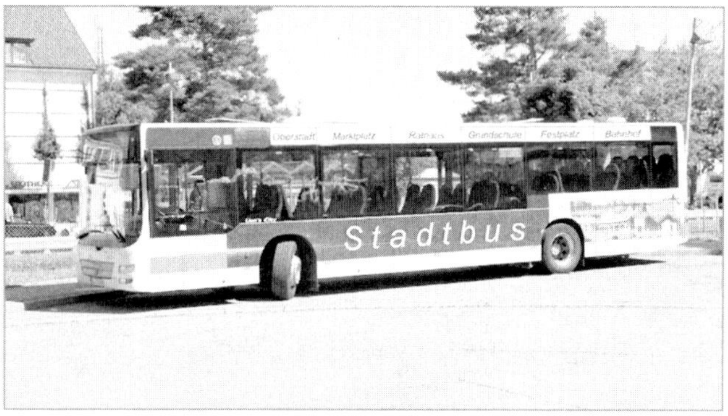

Autobus

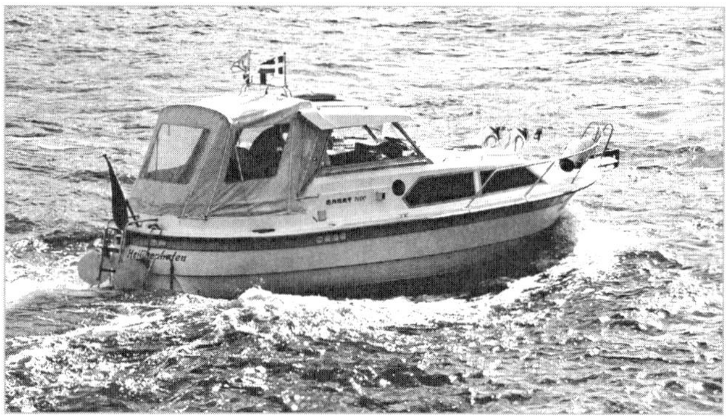

Motoryacht

Motorrad: Super – Traktor: Diesel – Rasenmäher: Super – Pkw: Super / Diesel – Autobus: Diesel – Motoryacht: Super

T63 **1 Worum handelt es sich hier?**

- ❑ Angebote von Flugreisen
- ❑ Angebote von Ferienhotels
- ❑ Angebote von Kreuzfahrten

T63 **Woran erkennen Sie das? Nennen Sie 4 Wörter aus dem Flyer.**

________ ________ ________ ________

T63 **2 Wo sind die Hotels?**

Land ____________ Stadt ____________

T63 **3 Wichtige Informationen zu den Hotels.**

	Albergo Vesuvio		Hotel Pompeji	
Lage	❑ ruhig	❑ laut	❑ ruhig	❑ laut
Sterne	________		________	
Preis/Woche	________ €		________ €	
zum Strand	________ m		________ m	
Zimmer mit	________		________	
	________		________	
	________		________	
	________		________	
Kosten am Strand	________ €		________ €	

4 Vergleichen Sie: Welches Hotel finden Sie besser? (→ Ü3)

	Albergo Vesuvio	Hotel Pompeji
Lage	❑	❑
Sterne	❑	❑
Preis	❑	❑
Zimmer	❑	❑
Kosten am Strand	❑	❑

Welches Hotel würden Sie vorziehen?

5 Zeigen Sie auf einer Landkarte die Gegend, in der die Hotels „Vesuvio" und „Pompeji" liegen.

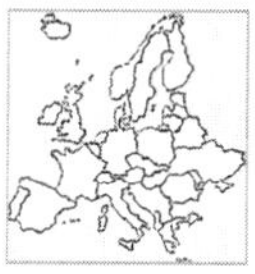

T64 1 Was ist das?

- ❑ ein Brief
- ❑ eine Ansichtskarte
- ❑ eine Landkarte

T64 2 Wer?

• Wer schreibt die Karte?	
• Wer bekommt die Karte?	

T64 3 Wo verbringt Carola ihren Urlaub?

Land ____________ Stadt ____________

Wer ist dabei?

ihr Mann ____________ ihr Sohn ____________

T64 4 Was haben Carola, Thomas und Ben schon gesehen?

____

____

____

5 **In welchem Hotel ist Carola? Albergo Vesuvio oder Hotel Pompeji?** T63 T64
Vergleichen Sie, was Carola schreibt, mit der Beschreibung der Hotels.

❏ Albergo Vesuvio ❏ Hotel Pompeji

6 **Waren Sie schon in Italien? Zeigen Sie, wo Sie waren.**

- **auf der Landkarte**

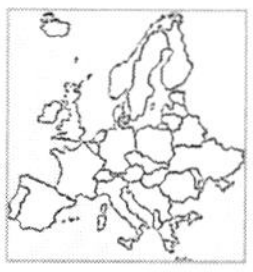

oder

- **im Internet: „www.maps.google.de"**
> *Italien* eingeben

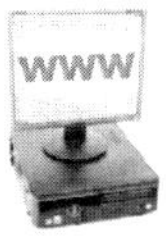

oder

- **in „Google Earth" offline (wenn auf dem Computer installiert)**
> *Italien* eingeben

T65 1 Um was für Hotels handelt es sich? Kreuzen Sie an.

	Familien-urlaub	Sport-ferien	Wellness-urlaub
– Lueger	❏	❏	❏
– Alpenblick	❏	❏	❏
– Almrausch	❏	❏	❏

T65 2 Wofür stehen die Abkürzungen? Ordnen Sie zu.

EZ – DZ – HP – VP – Zi.

Zimmer	______	Einzelzimmer	______
Halbpension	______	Doppelzimmer	______
Vollpension	______		

T65 3 Notieren Sie wichtige Informationen von Hotel Lueger.

Preis EZ (HP) ____________________

Preis DZ (HP) ____________________

Essen ____________________

Freizeit-angebot
– ____________________
– ____________________
– ____________________

4 Notieren Sie wichtige Informationen von Hotel Alpenblick. T65

Preis EZ (HP) ______________________

Preis DZ (HP) ______________________

Essen ______________________

Freizeit-angebot
– ______________________
– ______________________
– ______________________

5 Warum ist das Hotel Almrausch familienfreundlich? Nennen Sie drei Punkte. T65

– ______________________
– ______________________
– ______________________

6 Vergleichen Sie die Hotels. T65

	Hotel Lueger	Hotel Alpenblick	Hotel Almrausch
– das billigste Hotel	❑	❑	❑
– das teuerste Hotel	❑	❑	❑
– Ihr Favorit	❑	❑	❑

T65 **7 Welches Hotel ist geeignet? Notieren Sie den Namen des Hotels.**

- Karin und Walter Seume haben ein Geschäft und müssen sehr viel arbeiten. Sie brauchen dringend Urlaub. Sie wollen Ruhe, nichts tun und es sich in einem tollen Hotel gut gehen lassen.
- Familie Renner hat zwei Kinder, 7 und 11 Jahre alt. Renners wollen mit ihren Kindern einen schönen, abwechslungsreichen Urlaub verbringen, der Eltern und Kindern Spaß macht.

8 Maike und Robin Jung suchen ein Hotel für ihre Ferien.

Sehr geehrte Damen und Herren,
wir möchten diesen Sommer im Urlaub nach Kärnten fahren. Wir wollen Sport treiben (Tennis, Rad fahren), wandern und uns bewegen. Können Sie uns ein gutes Hotel empfehlen, das nicht zu laut ist? Danke!
Mit freundlichen Grüßen
Maike u. Robin Jung

Was wollen Maike und Robin Jung im Urlaub machen? Wie soll das Hotel sein?

T65 **Welches der drei Hotels ist für das Ehepaar Jung geeignet?**

9 Schauen Sie auf der Landkarte oder im Internet.

Wo liegt Bad Kleinkirchheim?

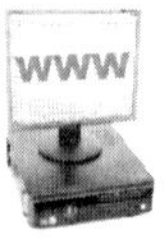

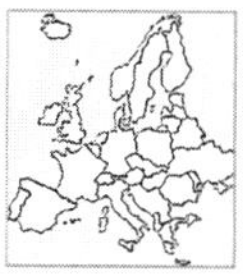

Land ________________________

Welcher See liegt in der Nähe? ____________________

10 Sie wollen im Urlaub eine Städtereise machen. Was ist bei einem Hotel für Sie wichtig?

	wichtig	nicht so wichtig
• zentrale Lage	❑	❑
• ruhige Lage	❑	❑
• 4 oder 5 Sterne	❑	❑
• nicht so teuer	❑	❑
• Swimmingpool	❑	❑
• rollstuhlgeeignet	❑	❑

T66 **1 Was ist das?**

- ❑ Fahrkarte
- ❑ Quittung
- ❑ Eintrittskarte

T66 **2 Welche Waren wurden gekauft?**

Ware ______________________ Preis __________ €

______________________ __________ €

T66 **3 Was kosten die Waren insgesamt?**

[€]

T66 **4 Wie hoch ist der Mehrwertsteuer-Betrag?**

[€]

5 Notieren Sie von Quittungen die Waren und die Preise.

Ware ______________________ Preis __________ €

______________________ __________ €

______________________ __________ €

______________________ __________ €

1 Wer bekommt die Mehrwertsteuer? T67

- ❑ die Bürger
- ❑ Amerika
- ❑ der Staat

2 Wie hoch sind die Mehrwertsteuer-Sätze? T67

	Deutschland	Österreich	Schweiz
MwSt.-Satz normal			
MwSt.-Satz ermäßigt			

3 Nennen Sie Waren mit ermäßigter Mehrwertsteuer. T67

____

4 Rechnen Sie im Internet die Mehrwertsteuer für verschiedene Beträge aus. („www.mehrwertsteuerrechner.com")

Land	%	Netto	MwSt.	Brutto
Deutschland	7	93,46 €	6,54 €	100 €
Österreich	20			3,20 €
Schweiz	8			63 SFr

T68 **1 Büroartikel.**

• **Allzweckpapier**. Was kostet ein Paket Papier?	
• Wie viel Papier ist in einer Packung?	
• **Briefumschläge**. Wie viele Briefumschläge sind in einer Packung?	
• **Briefkorb**. Aus welchem Material ist der Briefkorb?	
• **Kugelschreiber**. In welchen Farben gibt es die Kugelschreiber?	
• **Locher**. Wie viel Blatt Papier kann man auf einmal lochen?	

T68 **2 Bestellung 1.**
Frau Schuster, Sekretärin, bestellt Büroartikel.

3 Kugelschreiber, blau
1 Tischabroller
1000 Briefumschläge
1 Packung Allzweckpapier

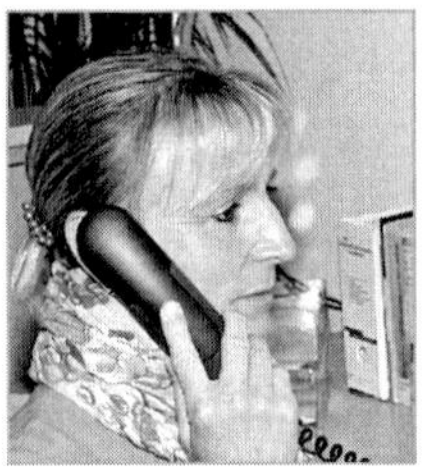

Was kosten die Büroartikel?

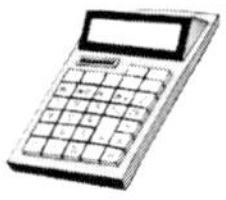

• 3 Kugelschreiber, blau ________ €

• 1 Tischabroller ________ €

• 1000 Briefumschläge ________ €

• 1 Packung Papier ________ €

gesamt ________ €

3 Bestellung 2. T68
4 Wochen später bestellt Frau Schuster wieder Büroartikel.

1 Heftgerät
3 Briefkörbe
1 Locher
2 Packungen Allzweckpapier
1 Tischrechner

Was kosten die Büroartikel?

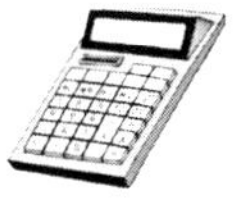

	Einzelpreis		Gesamtpreis
• 3 Briefkörbe	______ €	x 3	______ €
• 2 Packungen Papier	______ €	x 2	______ €
• 1 Heftgerät			______ €
• 1 Locher			______ €
• 1 Tischrechner			______ €
	gesamt		€

4 Am Nachmittag bringt Frau Schuster nach Büroschluss um 17.15 Uhr den Brief mit der Bestellung zum Briefkasten. Hat die Firma Büro-Siebert die Bestellung am nächsten Tag? T51

❏ JA ❏ NEIN

T69 **1 Dies sind wichtige Informationen auf der Rechnung.**

- Wer stellt die Rechnung aus? ____________
- In welcher Stadt ist die Firma Siebert? ____________
- Wer bekommt die Rechnung? ____________
- Was muss die Fa. Braun bezahlen? ____________
- Bis wann muss sie bezahlen? ____________
- Wie hoch ist die Mehrwertsteuer? ____________

T69 **2 Für welche Bestellung ist dies die Rechnung?**

- ❑ Bestellung 1 (→ Ü2, S. 106)
- ❑ Bestellung 2 (→ Ü3, S. 107)

T69 **3 Vergleichen Sie die Bestellung 1 (→ Ü2, S. 106) mit der Rechnung der Firma Büro-Siebert.**

Bestellung Frau Schuster (Gesamtbetrag)	Rechnung von Büro-Siebert (Rechnungsbetrag)
____________ €	____________ €

Warum ist der Rechnungsbetrag höher?

____

4 Füllen Sie das Überweisungsformular aus. Verwenden Sie die Daten der Rechnung von Firma Büro-Siebert. T69

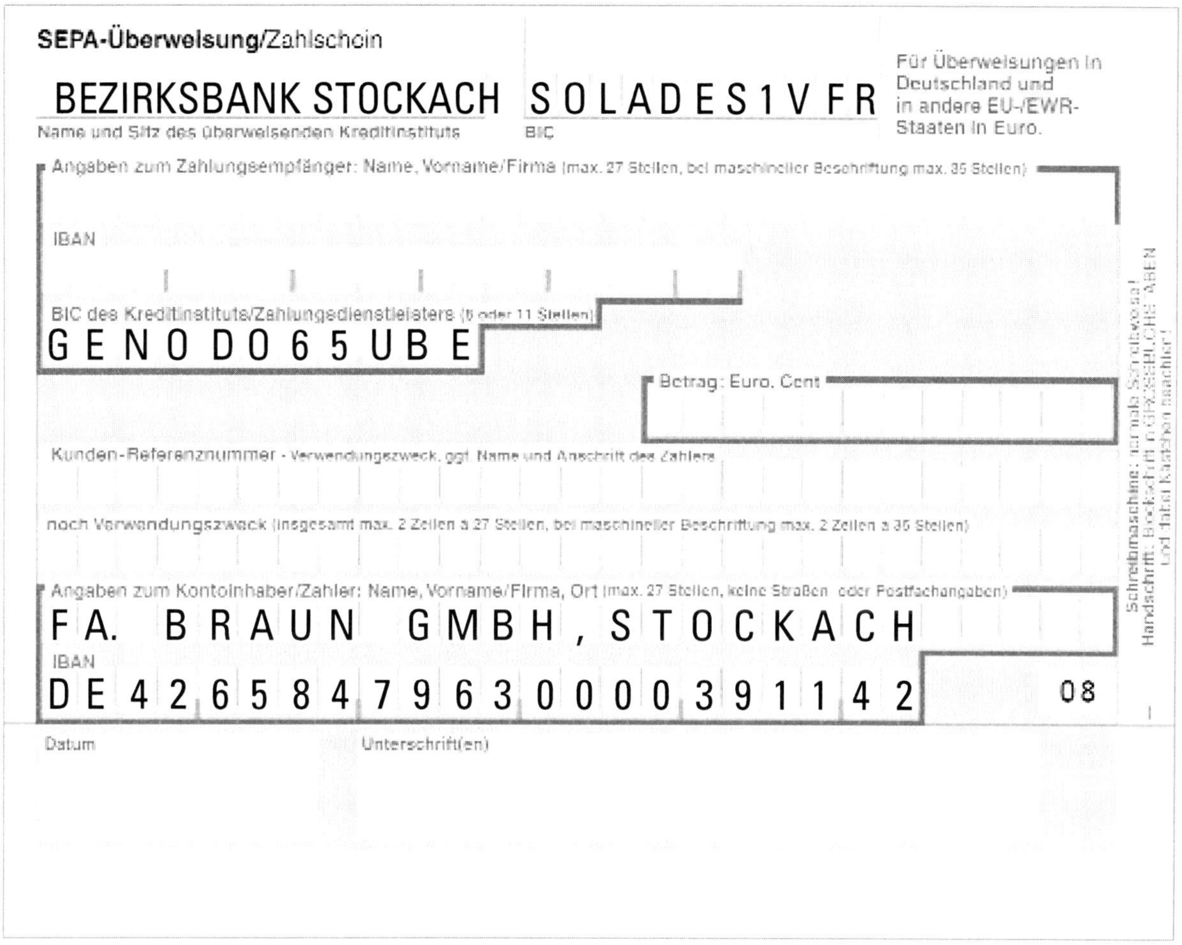

1 Überschrift „Das gesunde Büro": Was ist Ihrer Meinung nach damit gemeint? Kreuzen Sie an.

A Wie man ein Büro so einrichtet und organisiert, dass die Arbeit dort den Beschäftigten gesundheitlich nicht schadet. ❑

B Wie der Betriebsarzt dafür sorgt, dass die Beschäftigten im Büro sich bei einer Grippewelle nicht gegenseitig anstecken. ❑

T70 **2 Lesen Sie jetzt den Text T70 und notieren Sie, was mit der Überschrift gemeint ist: A oder B (→ Ü1).**

☐

T70 **3 Viele Menschen, die im Büro arbeiten, haben gesundheitliche Probleme. Welche?**

– ______________________________

– ______________________________

T70 **4 Im Text finden Sie viele Beispiele dafür, wie man ein gesundes Büro einrichten und organisieren kann. Nennen Sie 4 dieser Beispiele.**

– ______________________________

– ______________________________

– ______________________________

– ______________________________

5 Lassen Sie sich von Ihrer Therapeutin berichten, ob sie ein „gesundes Büro“ hat und was sie dafür tut. Notieren Sie die wichtigsten Punkte in Stichworten.

– ______________________________

– ______________________________

– ______________________________

– ______________________________

– ______________________________

T71 **1 Worum geht es hier? (A – C)**

- ❑ Berufswahl von Jugendlichen
- ❑ Betriebe suchen Mitarbeiter
- ❑ Leute suchen eine Stelle

T71 **2 Annonce A. Das sind die wichtigen Informationen.**

Wer sucht eine Stelle? ____________________

Was für eine Arbeit? ____________________

T71 **3 Annonce B. Das sind die wichtigen Informationen.**

Wer sucht eine Stelle? ____________________

Wann arbeitet die Frau? ____________________

Was will sie machen? ____________________

____

T71 **4 Annonce C. Das sind die wichtigen Informationen.**

Wer sucht eine Stelle? ____________________

Wo hat er bisher gearbeitet? ____________________

Wie viele Jahre? ____________________

Arbeitszeit ____________________

____

**5 Suchen Sie in einer Zeitung Stellenanzeigen.
Welche Berufe werden gesucht?**

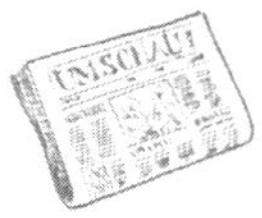

Seite	Beruf

Suchen Sie auch Stellenanzeigen zu Ihrem Beruf.

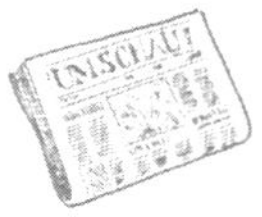

T 72 **1 Worum geht es in dem Artikel hauptsächlich?**

- ❏ Beruf der Krankenschwester
- ❏ Ausbildung zur Krankenschwester
- ❏ Bezahlung von Krankenschwestern

T 72 **2 Mit welchem Abschluss kann man Krankenschwester werden?**

	JA	NEIN
• Realschulabschluss (Mittlere Reife)	❏	❏
• Hauptschulabschluss	❏	❏
• Hauptschulabschluss + abgeschlossene Berufsausbildung	❏	❏
• Abitur	❏	❏

T 72 **3 Aus welchen zwei Teilen besteht die Ausbildung zur Krankenschwester?**

- Teil 1 ____________________

  Wo? ____________________
- Teil 2 ____________________

  Wo? ____________________

4 Was stimmt? T 72

Als Krankenschwester bekommt man

- ❑ leicht
- ❑ nur schwer

eine Arbeitsstelle.

5 Wie heißt der männliche Kollege einer Krankenschwester?

- ❑ Krankenbruder
- ❑ Krankenpfleger
- ❑ Erzieher

6 Informieren Sie sich im Internet in Form von Bildern über den Beruf des Altenpflegers.

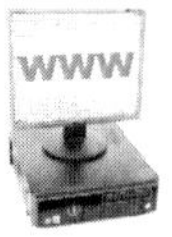

„www.berufenet.arbeitsagentur.de" >
Suche: *Altenpfleger* eingeben
> *1. Altenpfleger/in* anklicken
> *zur Bildergalerie*

T 73 **1 Wo finden Sie solche Anzeigen? (A – C)**

- ❑ im Fernsehen
- ❑ in einer Zeitung
- ❑ im Telefonbuch

T 73 **2 Anzeige A. Die wichtigen Informationen.**

– Angebotene Tätigkeit ______________________

– Arbeitszeit ______________________

– Arbeitsbedingungen ______________________

____

____

T 73 **3 Anzeige B. Die wichtigen Informationen.**

– Angebotene Tätigkeit ______________________

– Was verdient man? ______________________

– Arbeitsbedingungen ______________________

____

4 Anzeige C. Die wichtigen Informationen. T 73

– Angebotene Tätigkeit ______________________

– Anforderungen ______________________

____

– Arbeitsbedingungen ______________________

____

____

____

5 Ein junger Mann möchte eine Lehre als Kfz.-Mechaniker machen. In der Zeitung sieht er die Annonce C. Wird er sich auf die Stelle bewerben? T 73

❑ JA ❑ NEIN

6 In der Zeitung erscheint die folgende Kleinanzeige:

Ferienjob gesucht
Student sucht in den großen Ferien für 2 Monate eine Arbeit. Führerschein vorhanden. Tel.: 016453684

Bei welchem der drei Betriebe könnte sich der Student bewerben? T 73

❑ A ❑ B ❑ C

T74 1 Was ist das?

- ❏ Fernsehprogramm
- ❏ Radioprogramm
- ❏ Kinoprogramm

T74 2 Um was für Sendungen handelt es sich?

1: Kriminalfilm	2: Natursendung
3: Sportsendung	4: Unterhaltungssendung

	Warte nicht bis Mitternacht
	Die Südsee
	Leichtathletik-Europameisterschaften
	Stars und Sie – Rätseln um die Wette
	Delfine – Künstler des Meeres

T74 3 Notieren Sie die wichtigen Informationen für 3 Sendungen.

	Titel	Tag / Datum	Uhrzeit	Programm
•				
•				
•				

4 Welche Themen interessieren Sie im Fernsehen? Kreuzen Sie an.

❑ Politik / Wirtschaft
❑ Unterhaltung / Musik
❑ Spielfilm
❑ Sport
❑ Natur / Reisen
❑ andere

5 Nehmen Sie eine Fernsehzeitung zur Hand. Kreuzen Sie 5 Sendungen an, die Sie interessieren.

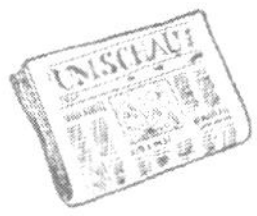

6 Notieren Sie die wichtigen Informationen zu den 5 Sendungen aus Ü5.

	Titel	Tag / Datum	Uhrzeit	Programm
•				
•				
•				
•				
•				

7 Tragen Sie die Termine der Sendungen in einen Kalender ein.

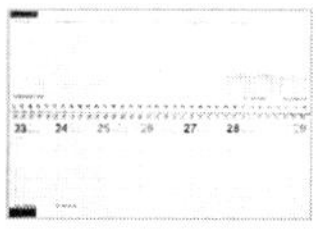

T 75 **1 Wo finden Sie solche Artikel?**

- ❑ auf einer Speisekarte
- ❑ in einem Buch
- ❑ in einer Zeitung

T 75 **2 „Ehrlicher Finder". Wo ist die Geschichte passiert?**

Deutschland ❑ Österreich ❑ Schweiz ❑

T 75 **Welche Informationen finden Sie in dem Artikel?**

Wer hat Geld verloren?	
Wie viel Geld hat sie verloren?	
Wer hat das Geld gefunden?	
Was hat der Mann bekommen?	

T 75 **3 „Mutige eröffnen die Badesaison". Wo war das?**

____

T 75 **Welche Informationen finden Sie in dem Artikel?**

Wo war das? (See)	
Wann war das?	
Wie warm war die Luft?	
Wie warm war das Wasser?	

4 Überschrift „Massenkarambolage ohne ernsthaft Verletzte". Was meinen Sie: Wovon handelt der Text?

- ❑ von einer Flugreise
- ❑ von einem Autounfall
- ❑ von einem Besuch im Zoo

Welche Informationen finden Sie in dem Artikel? T 75

Wo ist das passiert?	
Wie viele Autos waren beteiligt?	
Wie hoch ist der Schaden?	
Wie viele Verletzte gab es?	
Warum ist das passiert?	
Wie lange war die Autobahn gesperrt?	

5 Nehmen Sie eine Tageszeitung und schlagen Sie den Politikteil auf. Über welche Länder finden Sie Informationen? Zu welchen Themen?

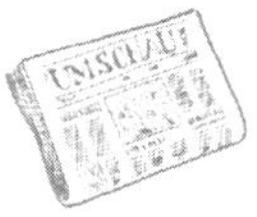

Land	Thema

T 76 **1 Lesen Sie die Überschriften. Worum handelt es sich hier?**

❑ Politik ❑ Sport ❑ Kultur

T 76 **2 Artikel „VfR: Sieg und ... Aufstieg?“**
Um welche Sportart handelt es sich hier?

____

T 76 **Diese wichtigen Informationen finden Sie in dem Artikel.**

Wer hat gewonnen?	
Mit welchem Ergebnis?	
Was hat Timo Leber gemacht?	
Was hat Paul Kraft gemacht?	

T 76 **Stimmt das?**

- Der VfR Neustadt spielt in der 2. Bezirksliga. ❑ JA ❑ NEIN
- Der VfR Wellingen steigt in die 2. Bezirksliga auf. ❑ JA ❑ NEIN
- Der VfR Neustadt kann in die 2. Bezirksliga aufsteigen. ❑ JA ❑ NEIN

3 „Artikel „Erfolgreicher Stadtlauf". Diese wichtigen Informationen finden Sie in dem Artikel. T 76

Wo war der Stadtlauf?		
Sieger:	Name	
	Distanz	
	Zeit	
2. Platz:	Name	
Andere Läufe		

4 Artikel „Erfolg beim Berger-Cup". Um welche Sportart handelt es sich hier? T 76

____

Diese wichtigen Informationen finden Sie in dem Artikel. T 76

Wo war der Berger-Cup?	
Wer hat gewonnen?	
Welchen Platz hat Silke Weiß erreicht?	
Ergebnis des Endspiels?	

5 Schlagen Sie in einer Tageszeitung den Sportteil auf. Zu welchen Sportarten finden Sie Artikel?

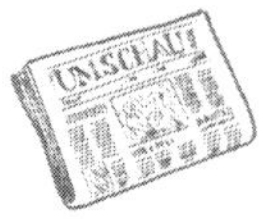

______________________ ______________________

______________________ ______________________

______________________ ______________________

6 Wählen Sie im Sportteil der Zeitung 3 Artikel aus. Welche Informationen finden Sie?

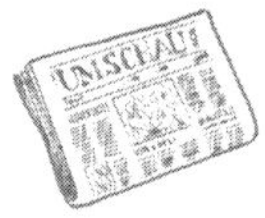

Artikel 1	• Sportart	
	• Sieger	
	• Ergebnis	
Artikel 2	• Sportart	
	• Sieger	
	• Ergebnis	
Artikel 3	• Sportart	
	• Sieger	
	• Ergebnis	

Zuordnung der Texte zu ICF-Domänen

In der folgenden Liste sind die Texte des vorliegenden Übungsbuchs inhaltlich-thematisch den ICF-Domänen „Aktivitäten und Partizipation (Teilhabe)" zugeordnet. Hier finden Therapeuten, die ihre Therapie auf ICF-Basis strukturieren, Texte und Übungen zu den einzelnen (Unter-)Domänen der ICF. Einige Texte sind frei zugeordnet, da die ICF-Domänen die jeweiligen Themen nicht ausweisen (Domänen mit * markiert). Andere Texte sind mehreren Domänen zugeordnet.

Die Domäne „Kommunikation" (D3) haben wir nicht berücksichtigt, da die vorliegenden Therapiematerialien insgesamt der Unterdomäne d325 „Kommunizieren als Empfänger schriftlicher Mitteilungen" zuzurechnen sind; es müssten hier also alle Texte genannt werden. Andere Unterdomänen sind nicht Gegenstand der Texte selbst und werden deshalb nicht aufgeführt, auch wenn sie im Übungsteil geübt werden – z. B. „d172 Rechnen": Es gibt keinen Text mit Rechenaufgaben, wenn auch im Übungsteil immer wieder gerechnet wird.

ICF-Domäne	Untergruppe	Texte	
D2 Allgemeine Aufgaben und Anforderungen	• Zeit* / Kalender*	– T1 Tagesplan 1 – T2 Tagesplan 2 – T3 Wochenkalender	– T4 Monatskalender – T5 Terminvereinbarung – T6 Quiz „Wann war das?"
	• Wetter*	– T7 Wettervorhersage 1	– T8 Wettervorhersage 2
D4 Mobilität	• gehen und sich fortbewegen	– T46 Hinweisschild am See – T47 Hinweisschild unterwegs	– T48 Hinweisschild Parkanlage – T49 Hinweisschild Spielplatz
	• Transportmittel benutzen	– T36 Fahrkarte – T37 Fahrplan – T38 Zugauskunft Internet – T39 Zuganzeige Bahnsteig	– T40 Display Fahrkartenautomat – T41 Schiffsfahrplan
	• ein Fahrzeug fahren	– T56 Technische Daten Pkw – T62 Statistik Benzinpreise – T57 – T60 Hinweisschilder Straßenverkehr 1 – 4	– T61 Anzeige Zapfsäule + Preistafel Sprit
D5 Selbstversorgung	• seine Körperteile pflegen	– T28 Preisliste Friseur	
	• sich kleiden	– T29 Modeprospekt	
	• essen / trinken	– T9 Prospekt Obst u. Gemüse 1 – T10 Prospekt Obst u. Gemüse 2 – T11 Quittung – T12 Flyer Geschäftseröffnung – T13 Prospekt Biowein	– T14 Rezept Frikadellen – T15 Rezept Obstsalat – T42 Speisekarte Eiscafé – T43 Speisekarte Restaurant – T45 Etikett Bierflasche
	• auf seine Gesundheit achten	– T26 Praxisschilder – T27 INFO-Text Körpergewicht	– T70 Ratgeber Das gesunde Büro

D6 Häusliches Leben	• Wohnraum beschaffen	– T20 Abrechnung Stadtwerke – T21 Wohnungsgesuche	– T22 Immobilien-Anzeigen
	• Waren und Dienstleistungen des täglichen Bedarfs beschaffen	– T9 Prospekt Obst u. Gemüse 1 – T10 Prospekt Obst u. Gemüse 2 – T11 Quittung – T12 Flyer Geschäftseröffnung	– T13 Prospekt Biowein – T16 Ausgabenheft – T29 Modeprospekt – T35 Prospekt Geschenke
	• Mahlzeiten vorbereiten	– T14 Rezept Frikadellen	– T15 Rezept Obstsalat
	• Hausarbeiten erledigen	– T17 Bedienfeld Waschmaschine	– T18 Etikett Brennspiritus
	• Haushaltsgegenstände pflegen	– T18 Etikett Brennspiritus	– T19 INFO-Text Schimmel in der Wohnung
	• Gartenpflege	– T23 Ratgeber Blumenblüte – T25 Ratgeber Rosenpflege	– T24 Packungsaufschrift Rasendünger
D7 Interpersonelle Interaktionen und Beziehungen	• Informelle soziale Beziehungen/Familienbeziehungen	– T30 Einladung 60. Geburtstag – T31 Einladung Goldene Hochzeit – T32 Familienanzeigen Zeitung – T33 Einladung Hochzeit	– T34 Danksagung Hochzeit – T35 Prospekt Geschenke – T50 Briefumschlag – T64 Ansichtskarte
D8 Bedeutende Lebensbereiche	• Berufsausbildung	– T72 INFO-Text Ausbildung Krankenschwester	
	• Vorbereitung auf Erwerbstätigkeit	– T71 Stellengesuche	– T73 Stellenanzeigen
	• Wirtschaftliches Leben	– T11 Quittung – T50 Briefumschlag – T51 Aufschrift Briefkasten – T52 Posttarife – T53 Überweisungsformular – T54 Kontoauszug	– T55 Display Geldautomat – T66 Quittung – T67 INFO-Text Mehrwertsteuer – T68 Prospekt Büroartikel – T69 Rechnung Büroartikel
D9 Gemeinschafts-, soziales und staatsbürgerliches Leben	• Erholung und Freizeit	– T7 Wettervorhersage 1 – T8 Wettervorhersage 2 – T42 Speisekarte Eiscafé – T43 Speisekarte Restaurant – T44 Gasthausschilder – T46 Hinweisschild am See – T47 Hinweisschild unterwegs – T48 Hinweisschild Parkanlage	– T49 Hinweisschild Spielplatz – T63 Angebote Ferienhotels – T64 Ansichtskarte – T65 Hotelangebot Internet – T74 Auszug Fernsehprogramm – T75 Zeitungsartikel – T76 Zeitungsartikel Sport

Zuordnung der Texte zu den Situationsbildern „Alltagssituationen in Bildern" (ASB)*

Therapeuten, die nach dem Situativen Ansatz mit den Therapiematerialien „Alltagssituationen in Bildern"* (ASB) und „Alltagssituationen in Bildern. Übungen"* arbeiten, finden in der folgenden Liste Texte und Aufgaben aus den vorliegenden Therapiematerialien, die sie im Zusammenhang mit dem jeweiligen Situationsbild einsetzen können.

Situationsbilder in ASB		Dazu passende Texte mit Übungen in vorliegenden Therapiematerialien
M1	Auf dem Wochenmarkt	T9 Prospekt Obst u. Gemüse 1 – T10 Prospekt Obst u. Gemüse 2 – T11 Quittung – T15 Rezept Obstsalat – T55 Display Geldautomat
M2	Im Lokal	T12 Flyer Geschäftseröffnung – T13 Prospekt Biowein – T42 Speisekarte Eiscafé – T43 Speisekarte Restaurant – T44 Gasthausschilder – T45 Etikett Bierflasche
M3	Auf dem Bahnsteig	T36 Fahrkarte – T37 Fahrplan – T38 Zugauskunft Internet – T39 Zuganzeige Bahnsteig – T40 Display Fahrkartenautomat – T63 Angebot Ferienhotels – T65 Hotelangebot Internet
M4	Zu Besuch	T29 Modeprospekt – T30 Einladung 60. Geburtstag – T31 Einladung Goldene Hochzeit – T32 Familienanzeigen Zeitung – T33 Einladung Hochzeit – T34 Danksagung Hochzeit – T35 Prospekt Geschenke
M5	Im Keller	T13 Prospekt Biowein – T17 Bedienfeld Waschmaschine – T18 Etikett Brennspiritus – T19 INFO-Text Schimmel in der Wohnung – T20 Abrechnung Stadtwerke – T71 Stellengesuche
M6	Im Park	T7 Wettervorhersage 1 – T8 Wettervorhersage 2 – T29 Modeprospekt – T46 Hinweisschild am See – T47 Hinweisschild unterwegs – T48 Hinweisschild Parkanlage – T49 Hinweisschild Spielplatz
M7	Beim Friseur	T3 Wochenkalender – T4 Monatskalender – T28 Preisliste Friseur – T73 Stellenanzeigen
M8	Beim Arzt	T1 Tagesplan 1 – T3 Wochenkalender – T4 Monatskalender – T26 Praxisschilder – T27 INFO-Text Körpergewicht – T72 INFO-Text Ausbildung Krankenschwester
L1	In der Küche	T11 Quittung – T14 Rezept Frikadellen – T15 Rezept Obstsalat – T16 Ausgabenheft
L2	Am Esstisch	T13 Prospekt Biowein – T14 Rezept Frikadellen – T15 Rezept Obstsalat – T16 Ausgabenheft – T27 INFO-Text Körpergewicht
L3	Im Wohnzimmer	T13 Prospekt Biowein – T20 Abrechnung Stadtwerke – T21 Wohnungsgesuche – T22 Immobilien-Anzeigen – T45 Etikett Bierflasche – T74 Auszug Fernsehprogramm – T75 Zeitungsartikel – T76 Zeitungsartikel Sport
L4	Im Bad	T19 INFO-Text Schimmel in der Wohnung – T20 Abrechnung Stadtwerke – T27 INFO-Text Körpergewicht
L5	Im Garten	T7 Wettervorhersage 1 – T8 Wettervorhersage 2 – T23 Ratgeber Blumenblüte – T24 Packungsaufschrift Rasendünger – T25 Ratgeber Rosenpflege
L6	Am See	T7 Wettervorhersage 1 – T8 Wettervorhersage 2 – T41 Schiffsfahrplan – T42 Speisekarte Eiscafé – T43 Speisekarte Restaurant – T46 Hinweisschild am See – T47 Hinweisschild unterwegs – T63 Angebot Ferienhotels – T64 Ansichtskarte – T65 Hotelangebot Internet
L7	Im Büro	T3 Wochenkalender – T4 Monatskalender – T50 Briefumschlag – T51 Aufschrift Briefkasten – T52 Posttarife – T53 Überweisungsformular – T54 Kontoauszug – T66 Quittung – T67 INFO-Text Mehrwertsteuer – T68 Prospekt Büroartikel – T69 Rechnung Büroartikel – T70 Ratgeber Das gesunde Büro
L8	An der Tankstelle	T55 Display Geldautomat – T56 Technische Daten Pkw – T57, T58, T59, T60 Hinweisschilder Straßenverkehr 1, 2, 3, 4 – T61 Anzeige Zapfsäule + Preistafel Sprit – T62 Statistik Spritpreise – T73 Stellenanzeigen

* Thilo Pustlauk/Ingrid Weng: Alltagssituationen in Bildern. Stockach: Günther Storch Verlag, 2008.
Ingrid Weng/Günther Storch: Alltagssituationen in Bildern. Übungen. Stockach: Günther Storch Verlag, 2009.

Dank. Verlag und Autoren danken den folgenden Personen und Betrieben für ihre Unterstützung:
- Kap. 3 „Einkaufen“: Isabelle Chohan, Claudia Stehle, Jörg Hurrle (alle Peter Riegel Weinimport GmbH, Orsingen)
- Kap. 9 „Gut aussehen“: Julia Reiter (Josef Witt GmbH, Weiden)
- Kap. 15 „Rund ums Auto“: Julia Schröder, Brigitte Becker (beide Volkswagen AG, Wolfsburg)
- Kap. 19 „Medien“: Daniela Walk, Hubert Walk (beide Stockach)
- Kap. 17 „Büro“: Monika Schuster, Ernst Melzer (Diakonisches Institut, Weingarten)

Bildnachweise

AE	„Art Explosion 250000 Images“, Nova Development Corporation, Calabasas CA, USA.
IMSI	„IMSI's MasterClips Collection“, San Rafael CA, USA.
Corel F	„Corel Super Ten. Food“, Corel Corporation, Ottawa, Ontario.
Corel P	„Corel Super Ten. People“, Corel Corporation, Ottawa, Ontario.
g.st.	Günther Storch

Kap. 1 „Kalenderzeit“: TEXTE T1/T2 Clipart: AE – ÜBUNGEN S. 5 Frau Lüger: Corel P; Rest: g.st.
Kap. 2 „Wetter“: TEXTE T7/T8 Clip Art: AE – ÜBUNGEN S. 11 Starnberger See: © Bernhard Dennerle/PIXELIO; Rest: g.st.
Kap. 3 „Einkaufen“: TEXTE T9/T10 Bananen, Weintrauben: Corel F; Rest: g.st.; T12 g.st.; T13 Wein: Peter Riegel GmbH, Orsingen; Rest: g.st. – ÜBUNGEN S. 14 Weintrauben: Corel F; S. 15 Geld: AE; S. 16, 19, 21 Landkarte: AE; Rest: g.st.
Kap. 4 „Kochen“: TEXTE T14 Rezept: nach „Steffi Hundertpfund, Rezepte in Bildern, Stockach: Günther Storch Verlag, 2004“. Rezept 20; T15 g.st. – ÜBUNGEN S. 22, 24, 25 g.st.
Kap. 5 „Haushalt“: g.st.
Kap. 6 „Wohnen“: g.st.
Kap. 7 „Garten“: TEXTE T23 Löwenmäulchen: © Echino/PIXELIO; Vergissmeinnicht: © M. Großmann/PIXELIO; Rest: AE; T24 g.st.; T25 Rosen: AE; Rosen beschneiden/spritzen: g.st.
Kap. 8 „Gesundheit“: TEXTE T26/T27 g.st. – ÜBUNGEN S. 44 Clip Art: AE; S. 45 Fotografie g.st.
Kap. 9 „Gut aussehen“: TEXTE T28 Personen: Corel P; T29 Models: © Josef Witt GmbH, Weiden (Preise jeweils für Größe 42/44, Länge N).
Kap. 10 „Feste und Anlässe“: TEXTE T30/T31/T32 Clip Art: AE; Fotografie: g.st.; T33/T34 Clipart: AE; Fotografie: Carsten u. Claudia Groth; T35 g.st. – ÜBUNGEN S. 52 Frau Lüger: Corel P.
Kap. 11 „Öffentliche Verkehrsmittel“: TEXTE T36 Clip Art: AE; T39/T40/T41 g.st. – ÜBUNGEN S. 60, 64, 67 Clip Art: AE; S. 62, 63: g.st.
Kap. 12 „Gastronomie“: TEXTE T42/T43: Clip Art: AE; Fotografie: g.st.; T44 Hirschen: © joakant/PIXELIO; Kreuz: © Rainer Sturm/PIXELIO; Adler: © Gerhard Giebener/PIXELIO; Rest: g.st. – ÜBUNGEN S. 68: Bier: g.st.; Rest: Corel F; S. 70ff. Clip Art: AE.
Kap. 13 „Auf Spazierwegen“: TEXTE T46/T47/T48/T49 g.st. – ÜBUNGEN S. 74 Clip Art: AE; S. 76 g.st.
Kap. 14 „Post und Bank“: TEXTE T50/T51/T55 g.st. – ÜBUNGEN S. 78ff. g.st.
Kap. 15 „Auto und Verkehr“: TEXTE T56 Pkw: © Volkswagen AG, Wolfsburg; T57/T58/T59/T60/T61 g.st.; T62 Clip Art: AE – ÜBUNGEN S. 88 Pkw: © Volkswagen AG, Wolfsburg; S. 91 Clip Art: AE; S. 95 Motorrad: © Rudolpho Duba/PIXELIO; Motoryacht: © Bernd Sterzl/PIXELIO; Rest: g.st.
Kap. 16 „Reisen“: TEXTE T63 Vesuv: © Detlef Menzel/PIXELIO; Hotels: g.st.; T64 Vesuv: © Detlef Menzel/PIXELIO; Pompeji: © Bildpixel/PIXELIO; Neapel Gebäude: © Bildpixel/PIXELIO; Neapel Stadt + Meer: © Frank Wenzel/PIXELIO; Briefmarken: g.st.; T65 Hotel Lueger: © Andreas Hermesdorf/PIXELIO; Hotel Almrausch: © siepmannH/PIXELIO; Pool: g.st.
Kap. 17 „Büro“: TEXTE T68 g.st.; T70 Fotografie: Monika Schuster – ÜBUNGEN S. 106 Fotografie: g.st.
Kap. 18 „Arbeitsmarkt“: TEXTE T72 Fotografie: AE; T73 Clip Art: AE
Kap. 19 „Medien“: TEXTE T74 Autos im Nebel: © Rainer Sturm/PIXELIO; Südsee: © Michaela Schöllhorn/PIXELIO; Sport: © Marco Kröner/PIXELIO; Rätselsendung: g.st.; Delfin: © Cigdem Büyüktokatli/PIXELIO; T76 Fußball: © Uwe Steinbrich/PIXELIO; Rest: g.st.

Quellen. T19 „Schimmel in der Wohnung“, T23/T25 „Gartenratgeber“, T27 „Gesundheitsratgeber“, T62 „Spritpreise“, T66 „Mehrwertsteuer“, T70 „Das gesunde Büro“, T72 „Krankenschwester“: jeweils Internet.